Leila Azouaou

E quanto às doenças hereditárias Casos clínicos

Leila Azouaou

E quanto às doenças hereditárias Casos clínicos

Doenças renais metabólicas e de sobrecarga

ScienciaScripts

Imprint

Any brand names and product names mentioned in this book are subject to trademark, brand or patent protection and are trademarks or registered trademarks of their respective holders. The use of brand names, product names, common names, trade names, product descriptions etc. even without a particular marking in this work is in no way to be construed to mean that such names may be regarded as unrestricted in respect of trademark and brand protection legislation and could thus be used by anyone.

Cover image: www.ingimage.com

This book is a translation from the original published under ISBN 978-620-6-69844-9.

Publisher:
Sciencia Scripts
is a trademark of
Dodo Books Indian Ocean Ltd. and OmniScriptum S.R.L publishing group

120 High Road, East Finchley, London, N2 9ED, United Kingdom
Str. Armeneasca 28/1, office 1, Chisinau MD-2012, Republic of Moldova, Europe
Printed at: see last page
ISBN: 978-620-8-26046-0

PREÂMBULO

Este manual foi concebido como um auxiliar para os estudantes de nefrologia. O seu objetivo é ajudá-los a compreender os mecanismos subjacentes à doença e as suas consequências.

Apresenta uma panorâmica geral da informação atual sobre doenças renais hereditárias, com especial ênfase no diagnóstico e tratamento da doença renal hereditária de sobrecarga e da doença metabólica. Os resultados esperados oferecem a esperança de novos progressos no futuro.

ÍNDICE

INTRODUÇÃO

As doenças renais raras podem ser divididas em três grupos condições :

- **anomalias congénitas do desenvolvimento renal,**

- **identificou doenças renais monogenéticas,**

- **síndromes nefróticas.**

Estas doenças têm em comum uma incidência rara, uma apresentação fenotípica que varia consoante a idade, um risco de progressão para insuficiência renal, hipertensão e possíveis repercussões no crescimento das crianças.

Todas estas doenças raras requerem um tratamento precoce e adequado para retardar a sua progressão, bem como um acompanhamento prolongado, para muitas delas ao longo da vida adulta... Podem ser divididas em **dois grupos de doenças**: congénitas e hereditárias.

1º grupo - anomalias congénitas do desenvolvimento renal

Caracterizam-se por rins malformados (displasia renal) ou rins mais pequenos (hipoplasia). Estas anomalias podem ser estritamente isoladas, ou por vezes associadas a malformações urinárias ou extra-renais. Podem ser assintomáticas e muitas são detectadas por ecografia pré-natal. Podem ter várias causas, nomeadamente genéticas, ambientais ou incertas.

2º grupo - doenças renais hereditárias monogénicas identificadas

Podem afetar qualquer estrutura do nefrónio e requerem um tratamento específico precoce:

- **Tubulopatias:** Síndrome de Bartter, síndrome de Gitelman, síndrome de Lowe, síndrome de Fanconi, síndrome de Dent, hipouricemia, acidose, raquitismo hipofosfatémico, cistinose, etc.
- **Doenças císticas**: distrofia cística, doença renal policística recessiva, doença renal policística infantil dominante, esclerose, doença tuberosa de Bourneville, doença de von Hippel-Lindau, síndromes glomerulocísticas, etc.
- **Doenças tubulointersticiais**: nefronoftise, síndroma BOR e Bardet-Biedl, hiperuricemia familiar, doença cística medular renal.

• **Doenças glomerulares**: síndrome de Alport, osteo-onico-displasia, síndrome nefrótica hereditária cortico-resistente (SN), SN finlandesa, glomerulosclerose focal autossómica dominante, SN autossómica recessiva cortico-resistente, síndrome de Denys-Drash, síndrome de Frasier, esclerose mesangial difusa autossómica recessiva, síndrome de Pierson, síndrome de Chimke, síndrome de Galloway, hematúria benigna familiar, etc.

• **Litíase metabólica**: oxalose, cistinúria-lisinúria, hipercalciúria idiopática...

• Certos **tumores renais, hereditários ou não** (Wilms)3º grupo - síndromes nefróticas

Estas incluem a nefrose idiopática e outras glomerulopatias crónicas idiopáticas (glomerulonefrite extra-membranosa ou glomerulonefrite causada por aloimunização fetal, etc.).

I-ALGUNS FACTOS GENÉTICOS

A primeira célula do embrião contém toda a informação genética que lhe permitirá fabricar os elementos de que cada célula necessita ao longo da sua vida. Na célula, o material genético toma a forma de filamentos, ou cromossomas, que podem ser observados ao microscópio.

O que é um cromossoma?

As células somáticas de um organismo humano contêm 46 cromossomas no seu núcleo, divididos em 23 pares. Cada par é constituído por uma cópia do cromossoma herdado do pai e uma cópia do cromossoma herdado da mãe.

Existem 22 pares de cromossomas, idênticos em ambos os sexos, denominados autossomas, numerados de 1 a 22.

O 23.º par é constituído por dois dos chamados cromossomas sexuais. Estes são essenciais para a determinação do sexo e são diferentes nas mulheres e nos homens. Nas mulheres, o par 23 é formado por um cromossoma X da mãe e um cromossoma diferente, o cromossoma Y, do pai.

Apenas os núcleos das células sexuais reprodutivas (óvulos na mulher e espermatozóides no homem) têm uma única cópia de cada par de cromossomas e contêm 23 cromossomas. O óvulo fecundado, resultado da união do óvulo e do espermatozoide, contém o material genético dos dois progenitores. Esta primeira célula multiplica-se para formar os vários milhares de milhões de células que constituem o ser humano.

Como é determinado o género?

Os cromossomas sexuais estão distribuídos aleatoriamente nas células sexuais. Na mulher , o óvulo contém um dos dois cromossomas X . No homem, o esperma contém o cromossoma X ou Y.

Se a primeira célula do embrião contiver dois cromossomas X (um da mãe e outro do pai), o embrião torna-se uma rapariga. Se esta primeira célula contiver um cromossoma X (da mãe) e um cromossoma Y (do pai), o embrião é um rapaz.

O que é um gene?

É a unidade elementar do património genético de todos os seres vivos. O conjunto de genes determina tanto as caraterísticas comuns a todos os membros de uma espécie como as caraterísticas específicas de cada indivíduo. Estima-se que o ser humano tenha 30.000 genes diferentes.

Os genes estão localizados nos cromossomas e são constituídos por uma molécula chamada ácido desoxirribonucleico (ADN), na qual as bases se sucedem numa ordem precisa.

Um gene é uma região do ADN que codifica, ou por outras palavras, dirige, a produção de uma ou mais proteínas. As proteínas podem ser vistas como as máquinas-ferramentas que fazem o corpo funcionar. Mas **este** funcionamento é complicado. A expressão de um gene varia ao longo do tempo e varia de um órgão para outro. Além disso, as proteínas interagem umas com as outras e as suas interações mudam com o tempo.

Cada proteína é composta por aminoácidos numa ordem precisa. É a sucessão normal de grupos de três bases no gene que determina a sucção normal dos aminoácidos na proteína. proteína correspondente, garantindo o seu bom funcionamento.

O que é uma mutação?

Trata-se de uma alteração química súbita na sequência genética que resulta numa alteração da informação codificada pelo gene: diz-se que o gene modificado é um gene mutado. Esta alteração da informação pode ser transmitida aos descendentes de uma pessoa afetada. As mutações são responsáveis pela evolução das espécies. As suas causas não são bem conhecidas. Para uma determinada doença hereditária, a posição da mutação no gene e/ou o tipo de alteração genética variam.

Dependendo da sua posição no gene ou do seu tipo, uma mutação pode ser responsável por

• A ausência da proteína que normalmente codifica o gene ;

• Ou o fabrico de uma proteína defeituosa que funciona mal.

A posição da mutação no gene e/ou o seu tipo pode variar de uma família para outra. Mas todos os membros de uma família, se forem afectados, têm a mesma mutação.

II- ORGANIGRAMA DAS NEFROPATIAS, DOENÇAS "HEREDITÁRIAS", DOENÇAS METABÓLICAS, DOENÇAS DE SOBRECARGA

1- Nefropatia glomerular e doenças metabólicas "hereditárias", doenças de sobrecarga

* Doenças lisossómicas:
- Fabry
- Canhoto
- Nefrosialidose
- Outros (Hurler, gangliosidose, esfingolipidose)

* Diabetes

* Amiloidose

* Deficiência familiar de lecitina-colesterol acil transferase

* Glomerulopatia lipoproteica

2- Nefropatia tubulointersticial e doenças metabólicas "hereditárias
sobrecarga

* Glicogénese

* Cistinose

* Tirosinose

* Oxalose

Casos clínicos

O paciente tinha 37 anos de idade e foi diagnosticado como portador de DRC terminal por acaso. Na investigação, foram detectados sintomas cardíacos, associados à presença de um
hipertrofia ventricular esquerda; pele: manchas castanhas nas coxas com perturbações endócrinas como hipotiroidismo; ressonância magnética cerebral: sem

anomalias; O estudo enzimático do doseamento de uma galactosidase está em colapso enquanto o doseamento de liso-GL3 é elevado, o estudo genético encontra uma mutação heterozigótica c 779G> A (p. Gly260Glu).Gly260Glu) Todos os outros membros foram explorados e a mesma mutação genética foi encontrada, incluindo uma criança do sexo masculino de 5 anos, um irmão e duas mulheres da mesma família (mãe e irmã) que estão doentes.

Questão 1: Que tipo de doença genética?

Trata-se de uma criança de 3 anos que deu entrada no serviço de urgência com convulsões em estado febril na sequência de uma infeção urinária recorrente associada a vómitos e desidratação.

No laboratório: hematúria: ++.

Ecografia renal: nefrocalcinose Exames renais: DRC em fase terminal.
ECG: perturbação do ritmo cardíaco

Ensaio de atividade AGT: mutação do gene AGXT em colapso
Q1: Que tipo de doença genética
Caso clínico 3

O doente era uma criança de 3 anos que se apresentou com convulsões numa urgência febril após uma infeção recorrente do trato urinário associada a vómitos e desidratação.

No laboratório: hematúria: ++.

Ecografia renal: nefrocalcinose Exames renais: DRC em fase terminal.
ECG: perturbação do ritmo cardíaco

Ensaio de atividade AGT: mutação do gene AGXT em colapso
Q1: Que tipo de doença genética?

III-NEFROPATIA GLOMERULAR E DOENÇAS "HEREDITÁRIAS"
METABOLISMO, DOENÇAS DE SOBRECARGA

1- Doença lisossómica

O corpo é constituído por vários milhares de milhões de células. Cada célula é delimitada por uma membrana que envolve o citoplasma, que contém o núcleo e várias estruturas diferentes, incluindo os lisossomas. Estes são essenciais para o bom funcionamento do organismo [1]. Os lisossomas são pequenas formações, também delimitadas por uma membrana. São os locais de limpeza da célula. De facto, é nos lisossomas que as substâncias aí transportadas são cortadas em pedaços. Lembre-se que esta destruição faz parte do processo normal da vida e que a matéria viva está em perpétuo estado de renovação. Quando os lisossomas não funcionam, este processo de limpeza deixa de ser garantido: as moléculas não degradadas acumulam-se e perturbam as funções das células [2].

Casos clínicos 1

O doente tinha 37 anos de idade e foi-lhe diagnosticada por acaso uma DRC em fase terminal. O estudo enzimático do doseamento de uma galactosidase está diminuído enquanto o doseamento de lisogl3 está elevado, o estudo genético encontra uma mutação heterozigótica c 779G> A (p.Gly260Glu). Todos os outros membros foram explorados e a mesma mutação genética foi encontrada, incluindo uma criança do sexo masculino de 5 anos, um irmão e duas mulheres da mesma família (mãe e irmã) que estão doentes.

Questão 1: Que tipo de doença genética?

A doença de A-Fabry é uma doença rara; de acordo com estudos, a sua frequência está estimada entre 1 em 40.000 e 1 em 100.000 [3]. Ocorre em todos os países e foi diagnosticada pela primeira vez em 1898 por dois dermatologistas. Johannes Fabry (na Alemanha) e William Anderson (em Inglaterra) relataram cada um, independentemente um do outro, as primeiras descrições da doença[4] .
Numerosas observações de pacientes.

Numerosas observações de pacientes permitiram posteriormente descrever diversos aspectos clínicos e compreender progressivamente que :

- A doença caracteriza-se pela acumulação de material lipídico anormal nas células do organismo.

- Este material acumula-se nos lisossomas, que são estruturas especiais no corpo. da célula

- Esta acumulação deve-se a uma deficiência de uma enzima presente no lisossoma, a a-galactosidase A

- A doença é hereditária, estando a transmissão nas famílias ligada ao cromossoma X.

1- Definição: A doença de Fabry é uma doença dos lisossomas.

O corpo é constituído por vários milhares de milhões de células. Cada célula é constituída por um citoplasma delimitado por uma membrana. No citoplasma, existe um núcleo (que contém os cromossomas) e várias estruturas diferentes, incluindo os lisossomas, que são essenciais para o bom funcionamento do organismo. Os lisossomas são pequenas formações ligadas a uma membrana. São os locais de reciclagem da célula. De facto, é nos lisossomas que as substâncias são cortadas e transportadas. Lembre-se que esta destruição faz parte do processo normal da vida e que a matéria viva está constantemente a ser renovada. Quando os lisossomas não estão a funcionar, esta reciclagem deixa de ser assegurada: as moléculas não degradadas acumulam-se e perturbam as funções das células [5].

O que acontece na doença de Fabry?

A doença resulta da deposição anormal nas células de uma substância glicoesfingolípida, a globotriaosilceramida (abreviada para Gb3; GL3), também conhecida como trihexósido de ceramida. O principal defeito responsável é uma deficiência na a-galactosidase A, a enzima que normalmente degrada a GL3 . Esta importante descoberta nos anos 60 tornou possível diagnosticar a doença medindo a atividade da a-galactosidase A no sangue dos rapazes [6].

As técnicas que permitem a produção de grandes quantidades de a-galctosidase A humana por engenharia genética estimularam a investigação que conduziu ao desenvolvimento da terapia de substituição enzimática, abrindo uma nova era no tratamento da doença de Fabry. Este tratamento é atualmente combinado com o tratamento sintomático [7].

A transmissão da doença de Fabry nas famílias

Os estudos das famílias dos doentes sugeriram durante muito tempo que a transmissão era recessiva ligada ao X **Critérios para o reconhecimento da doença nas famílias**

- A doença aparece em rapazes

- As mulheres podem não ter quaisquer sinais, ou podem apresentar um

geralmente menos grave do que nos homens.

- A homem doente não tem nenhum filho doente, mas transmite a anomalia genética às suas filhas.

- Uma mulher afetada pode transmitir a anomalia genética aos seus filhos

e raparigas.

Foi em 1986 que o gene que codifica a a-galactosidase A , localizado no cromossoma X, foi identificado e denominado GLA . Esta descoberta abriu caminho a estudos moleculares para identificar mutações no gene em doentes. Foram caracterizadas mais de duzentas mutações no gene GLA, a maior parte das quais são únicas em cada família [8].

.

Algumas definições essenciais?

Se a mutação do gene GLA for encontrada em :

- Diz-se que o único cromossoma X de um homem é um hemizigoto doente:

- Um dos 2 cromossomas X de uma mulher, diz-se que a mulher é portadora da mutação é heterozigótica ou portadora.

- **Diz-se que os 2 cromossomas X da mulher são homozigóticos.**

Qual é o risco de transmissão da doença às crianças?

O risco de transmissão da doença de pais para filhos depende do tipo de união. São possíveis três tipos de união.

1- União de uma mulher heterozigótica com um homem saudável .

Nesta mãe, um dos cromossomas X é portador do gene mutado e o outro é portador do gene normal. Em cada gravidez, cada rapaz tem um risco de 1 em 2 de ser doente e cada rapariga um risco de 1 em 2 de ser portadora heterozigótica.
Os rapazes e raparigas geneticamente não afectados podem ficar tranquilos para si próprios e para os seus descendentes [9].

2- União de um homem hemizigótico doente e de uma mulher saudável Neste homem, o cromossoma X transporta o gene mutado. Todas as raparigas recebem este cromossoma X; são heterozigóticas e correm o risco de transmitir a anomalia, geralmente a alguns dos seus filhos. Os rapazes recebem o cromossoma Y do pai; todos não são afectados.

3- União de um homem hemizigoto doente e uma mulher heterozigota

Esta situação é excecional, exceto em casos de consanguinidade. Esta é a única situação em que uma filha homozigótica pode nascer se os seus 2 cromossomas X forem portadores do gene mutado.

4- Uma localização excecional

A doença surge num rapaz cuja mãe não é portadora da mutação, conhecida como neomutação, ocorrida subitamente durante a fecundação. Como explicado acima, este rapaz corre o risco de transmitir a mutação às raparigas.

A doença pode apresentar-se sob diferentes formas clínicas:

A acumulação de observações clínicas e a sua comparação com os resultados de diagnósticos biológicos e/ou genéticos permitiram distinguir diferentes aspectos clínicos:

- A deficiência completa de a-galactosidase A e a consequente acumulação de depósitos anormais de GL3 são responsáveis pelas manifestações clínicas (dor, pele, olhos, rins, etc.).

) observada em homens hemizigotos com a forma clássica da doença de Fabry [10][.

- Tradicionalmente, pensava-se que as mulheres heterozigóticas com a mutação apresentavam poucos ou nenhuns sintomas. Atualmente, sabemos que muitas destas mulheres têm sintomas e que a doença tem um início mais tardio e é mais moderada do que nos homens. No entanto, pode apresentar-se com a mesma gravidade.

- Alguns médicos relataram observações atípicas caracterizadas por um envolvimento cardíaco tardio em homens hemizigóticos com atividade residual da a-galactosidase A.

- Outros relataram observações atípicas caracterizadas por um envolvimento renal aparentemente isolado (uma forma clínica conhecida como variante renal) [11] .

Como explicar a variabilidade clínica nas mulheres

Para compensar o facto de os rapazes (XY) terem um único conjunto de genes localizados no cromossoma X em comparação com as raparigas (XX), é estabelecido nas raparigas um mecanismo complexo e ainda não resolvido, a inativação do cromossoma X.

Este mecanismo tem 3 pontos:

-Nas células somáticas de uma mulher, apenas um cromossoma X está ativo. O segundo cromossoma X permanece condensado e, portanto, inativo, o que significa que os produtos genéticos deste cromossoma não podem ser produzidos.

-A desativação do cromossoma X ocorre muito cedo na vida embrionária (entre os 3 dias e o final da primeira semana de desenvolvimento).

-Em cada célula, o cromossoma X inactivado pode ser de origem paterna ou materna; numa dada célula, a inativação de um destes dois cromossomas é totalmente aleatória. Mas uma vez estabelecida, a inativação é permanente e é transmitida de forma estável e irreversível às células filhas durante a divisão celular. Quando ambos os cromossomas X são normais, um ou outro, a proteína produzida é normal. Mas a situação muda se um dos dois cromossomas for portador de um gene mutado. Isto leva ao mosaicismo celular, com proporções variáveis de células em que o gene normal ou anormal está ativo. A inativação do cromossoma X leva a esta variabilidade clínica, que vai desde manifestações menores até à expressão total da doença e pode ser observada de uma mulher para outra, e mesmo em mulheres da mesma família [12].

A acumulação de GL3

O GL3 pode acumular-se nos lisossomas da maioria das células que constituem os tecidos, principalmente nos :

- Vasos sanguíneos em todo o corpo células endoteliais e musculares lisas).

- O olho na córnea (nas células epiteliais)

- O coração (nas células musculares)

- O sistema nervoso autónomo (nas células ganglionares)

Quais são as consequências desta acumulação nas células?

As células em que os glicolípidos se acumulam nos lisossomas são grandes e têm um aspeto anormalmente claro à microscopia ótica. As colorações especiais numa amostra previamente congelada permitem confirmar que estes depósitos são glicolípidos. Por fim, a microscopia eletrónica mostra que estes depósitos correspondem a inclusões densas e laminadas com um aspeto estriado. São delimitados por uma membrana simples. Nos homens hemizigotos com a forma clássica, estes depósitos encontram-se em todos os tecidos. No glomérulo renal, por exemplo, esta acumulação de depósitos é difusa - afecta todas as células numa fase inicial e provavelmente aumenta com a idade. Nas mulheres heterozigóticas com a mutação, a acumulação de depósitos apenas afecta um determinado número de células [14].

2- Clínica :

a- Anomalias clínicas nos rapazes hemizigotos 1- Anomalias renais Anomalias da função tubular

as células tubulares são alteradas durante Fabry como resultado de depósitos, levando a poliúria nocturna.

Proteinúria

Corresponde à presença de proteinúria precedida de microalbuminúria e surge entre os 20 e os 30 anos de idade, por vezes antes dos 10 anos. Mantém-se moderada e raramente evolui para uma síndrome nefrótica.

Hematúria microscópica :

Ocorre num terço dos homens hemizigóticos doentes e está associada a proteinúria.

As cruzes de Malta

A urina pode conter células tubulares carregadas de glicolípidos que se desprenderam da parede do túbulo. Estas células assumem um aspeto caraterístico de cruz de Malta quando a urina é observada em microscopia ótica e polarizada.

Insuficiência renal

Todos os homens hemizigóticos com a forma clássica correm o risco de desenvolver insuficiência renal durante a sua vida. Normalmente aparece por volta dos 30 anos, por vezes antes dos 20 anos. A taxa de progressão varia de um doente para outro.

Tensão arterial elevada

Ocorre em menos de metade dos homens. A tensão arterial deve ser monitorizada em todos os homens com fabry.

2- Doença cardíaca em homens hemizigotos :

A localização preferencial dos depósitos de GL3 determina as principais manifestações cardíacas.

Onde se situam os depósitos

- Nas células musculares cardíacas.

- Nas válvulas cardíacas, especialmente nas válvulas aórtica e mitral.

- Nas cordas da válvula mitral.

- Em todos os tecidos nervosos de condução intra-cardíaca.

- Nas células endoteliais que revestem os vasos do coração .

A maior acumulação de depósitos encontra-se no ventrículo esquerdo e na válvula mitral. Consequentemente, a hipertrofia ventricular esquerda, a lesão das válvulas cardíacas e os distúrbios de condutância são as manifestações mais comuns e frequentemente as mais precoces da doença de Fabry[15].

Hipertrofia do ventrículo esquerdo

Esta é uma das manifestações mais comuns da doença de Fabry e é secundária à acumulação de GL3 nas células musculares cardíacas. Esta acumulação começa nos primeiros meses de vida fetal e continua ao longo da vida.

Danos nas válvulas cardíacas:

Envolvimento da válvula mitral

A insuficiência mitral é o tipo mais comum de lesão valvular. É expressa pela descoberta de um sopro que surgiu na infância ou na adolescência.

Danos na válvula aórtica

É menos frequente. Representa geralmente uma forma moderada de estenose aórtica. O diagnóstico baseia-se na auscultação, que revela um sopro anormal, e no eco-doppler.

Complicações coronárias :

- Angina de esforço

- Enfarte do miocárdio.

Perturbações da condução cardíaca :

Os distúrbios do ritmo cardíaco ocorrem quando a excitação eléctrica tem origem noutro local que não o nódulo sinusal ou quando a onda eléctrica já não segue as vias normais de propagação. A infiltração das vias de condução por depósitos pode alterar a condução cardíaca.

3- Danos neurológicos: Acidentes cerebrovasculares :

Podem ocorrer em homens adultos jovens, mas podem ser tardias. As manifestações clínicas variam em gravidade: náuseas ou vómitos, visão dupla, problemas de equilíbrio, tonturas com marcha trémula, por vezes paralisia de um braço, de uma perna ou de um lado do corpo (hemiplegia). Estes acidentes podem ser transitórios (regridem) ou permanentes (não regridem). São devidos a lesões no cérebro, mais frequentemente na parte posterior.

4- Dor

A dor está presente em quase 90% dos rapazes hemizigotos com a forma clássica. Sabemos que as pequenas fibras nervosas são afectadas, em particular as que dão ao cérebro informações sobre as sensações de contacto com o calor ou o frio.

Acroparestesia

São formigueiros, picadas de agulhas, queimaduras persistentes e/ou dores intensas, como pontadas, choques eléctricos, por vezes descritas como excruciantes. A sua intensidade, quando o diagnóstico ainda não foi efectuado, pode levar a criança a ser hospitalizada de urgência. Estas dores ocorrem nas mãos e nos pés, irradiando para os antebraços e braços, e para as coxas. Aparecem nos rapazes, geralmente durante a infância, entre os 3 e os 12 anos, por vezes durante a adolescência e mais raramente após os 16 anos. Podem ocorrer em crises mais ou menos espaçadas, mais ou menos longas, que duram de alguns minutos a algumas horas, ou mesmo alguns dias, cedendo e deixando por vezes uma base dolorosa permanente e menos intensa.

5- Anomalia do suor

São causadas por lesões nas pequenas fibras nervosas responsáveis pela transpiração ou por lesões nas glândulas sudoríparas. As perturbações manifestam-se desde a primeira infância. A criança não transpira (anidrose) ou, mais frequentemente, transpira pouco (hipoidrose). Estas anomalias da transpiração são responsáveis pela intolerância ao calor; esta intolerância é marcada por febre, desconforto respiratório e náuseas. Esta intolerância é marcada por febre, desconforto respiratório e náuseas, podendo levar a uma insolação, vómitos e, eventualmente, perda de consciência. No mínimo, a criança tem de ser arrefecida e reidratada. A intolerância ao calor leva à intolerância ao esforço físico. Estas perturbações podem ser acompanhadas por uma diminuição da produção de lágrimas ou de saliva.

6- Angioqueratomas

São pequenas lesões cutâneas que aparecem nos rapazes, geralmente na adolescência, por volta dos 16 anos, por vezes mais cedo, geralmente após acroparestesia. São caraterísticas da doença de Fabry e correspondem a dilatações dos capilares sanguíneos localizados na derme superficial. No entanto, alguns homens com a forma clássica da doença não chegam a desenvolver angikeratomas. Os angioqueratomas são inicialmente punctiformes, variando de vermelho-escuro a azul-escuro, não descoram à pressão, são planos ou elevados e são geralmente hiperqueratóticos. Podem ser encontrados no abdómen à volta do umbigo, nas ancas, nádegas, parte inferior das costas, coxas e genitais externos. São frequentemente simétricos e raramente afectam o rosto. O seu número varia de doente para doente. Por vezes são raras, isoladas, por vezes afectando as pontas dos dedos, ou descobertas através de um exame cuidadoso da pele à volta dos órgãos genitais ou do umbigo. Por vezes são numerosos, agrupados em grandes áreas do corpo, e o seu tamanho e/ou número pode aumentar com a idade.

7- Doenças do aparelho digestivo

Estas perturbações são comuns e podem ocorrer logo na infância. São causadas por depósitos nas células intestinais e nos nervos do sistema nervoso autónomo. As náuseas, os vómitos, a sensação de abdómen distendido e o desconforto após as refeições podem levar ao medo de certos alimentos e ser responsáveis por uma frequente falta de peso ou perda de peso. Pode ocorrer hemorragia digestiva, o que pode levar a erros de diagnóstico. Ataques abdominais dolorosos podem simular apendicite ou cólica nefrítica, levando a investigações do trato digestivo ou urinário e, por vezes, a cirurgia.

8- Tonturas e diminuição da audição Vertigens

São devidas a lesões no vestíbulo. As vertigens graves podem surgir na adolescência e persistir na idade adulta. Podem durar vários dias, ou repetir-se frequentemente, ou dar lugar a uma sensação de instabilidade permanente. Podem estar associadas a náuseas, vómitos ou zumbidos nos ouvidos.

Redução da audição

A deficiência auditiva deve-se a lesões do ouvido interno e está frequentemente associada a lesões vestibulares. A deficiência auditiva pode ser aparente ou detectada através de um audiograma. O controlo da audição baseia-se no audiograma, que permite quantificar a perda de audição de um exame para o outro. O aparecimento súbito de surdez é uma emergência médica.

9- Fadiga

Os ataques dolorosos, a intolerância ao esforço e a intolerância ao calor são frequentemente acompanhados por uma fadiga grave. O doente aprende a poupar energia.

10- Doenças pulmonares :

Foram descritas lesões pulmonares em homens jovens não fumadores. A lesão pulmonar assemelha-se a uma bronquite associada a expetoração e tosse, o que justifica deixar de fumar.

11- Linfedema

Edema das pernas devido a uma má circulação linfática.

12- Envolvimento ocular

o olho sofre frequentemente da doença de fabry? muito variável .

depósitos na córnea

Estes depósitos podem por vezes aparecer nas crianças. São muito discretos e dão à córnea um aspeto turvo. Com o passar do tempo, a córnea adquire um aspeto redemoinhado muito caraterístico, com a córnea a assumir um aspeto de vidro fosco.

Opacidades do cristalino

Estas opacidades formam linhas brancas que atravessam a parte posterior do cristalino.

Numa fase avançada, podem ser responsáveis pela opacificação do cristalino; este é o carácter do raio da roda.

Outras anomalias

A dilatação dos vasos da conjuntiva ou da retina também é observada, mas não tem consequências clínicas.

- 13 Formas atípicas em homens hemizigotos: A variante cardíaca :

Esta forma foi descrita em homens com 40 anos ou mais, com atividade residual da a-galactosidase A e, por conseguinte, sem qualquer dos sinais clássicos da doença de Fabry. Estes homens apresentam-se erradamente como tendo doença cardíaca isolada, especificamente hipertrofia ventricular esquerda, o que coloca numerosos problemas de diagnóstico.

Variante renal :

Quando a doença de Fabry é diagnosticada, alguns homens apresentam uma insuficiência renal isolada grave, estando a maioria em diálise. Muitas vezes, o diagnóstico só é feito quando são encontrados depósitos caraterísticos numa biopsia renal.

b- Manifestações em raparigas/mulheres heterozigóticas Manifestações clínicas

Durante muito tempo, pensou-se que as raparigas não sofriam da doença de Fabry. No entanto, sabia-se que 70-80% delas desenvolviam depósitos na córnea na idade adulta. De facto, a dor nas extremidades pode ocorrer durante a infância ou adolescência em muitas raparigas. Por vezes, estas dores não são muito agudas, mas podem ser tão intensas como nos rapazes.

Da mesma forma, estas raparigas podem apresentar diminuição da transpiração, intolerância ao esforço e ao calor, convulsões febris, dores abdominais, problemas digestivos como vómitos e diarreia, tonturas, zumbidos, fadiga, falta de ar, linfedema e outros sintomas que comprometem a sua vida normal.

Se houver uma história familiar, qualquer um destes sintomas deve levantar o diagnóstico. O exame clínico deve ser cuidadoso na procura de angioqueratomas que, se existirem, são frequentemente em pequeno número. Algumas mulheres desenvolvem complicações cardiovasculares, acidentes vasculares cerebrais e, mais raramente, complicações renais comparáveis às observadas nos homens hemizigóticos. O órgão mais frequentemente afetado é o coração, o que pode resultar num aumento da espessura das paredes do coração (hipertrofia ventricular esquerda). Após os 50 ou 60 anos de idade, pode surgir uma perturbação da condução entre a aurícula e o ventrículo, o que obriga à colocação de um pacemaker. A insuficiência cardíaca é rara. Raramente, ocorrem lesões renais na idade adulta [16].

3- Lesões histológicas Microscopia de luz :

As lesões de acumulação de esfingolípidos são visíveis nas secções da biopsia fixada em parafina. Nos glomérulos Esta sobrecarga está presente nos podócitos: são volumosos e o seu citoplasma é invadido por microvacúolos, o que lhes confere um aspeto de favo de mel. "favo de mel". Nas secções retiradas da amostra incluída em parafina, estes vacúolos estão vazios com as diferentes colorações. Em grande ampliação, as inclusões são de tamanho variável, vazias ou densas. Esta sobrecarga encontra-se nas células epiteliais da cápsula de Bowman; é mais difícil de reconhecer nas células mesangiais e endocapilares.

Podem ser acrescentadas outras lesões: espessamento da matriz mesangial com ou sem proliferação de células mesangiais, lesões segmentares fibro-hialinas e progressão para esclerose global.

A nível tubular, a sobrecarga é muito significativa nos tubos distais, enquanto os tubos proximais são geralmente normais. Nos vasos, **as células musculares e as células endoteliais contêm vacúolos,** mas por vezes também são visíveis bolas hialinas nas células musculares. É importante avaliar os danos nas células endoteliais dos capilares peritubulares para o acompanhamento da terapia génica [17].

Imunofluorescência: a imunofluorescência é frequentemente negativa. Pode revelar depósitos glomerulares segmentares não específicos de IGM e depósitos vasculares de C3[18].

Microscopia eletrónica :

Todas as células glomerulares contêm inclusões densas anormais. Estas inclusões variam em tamanho e forma. São geralmente delimitadas por uma membrana simples. Podem assumir diferentes aspectos: quer um aspeto totalmente compacto, quer um aspeto laminado com alternância regular de bandas claras e escuras, mais frequentemente uma estrutura concêntrica em bolbo de cebola, com lamelas de espessura irregular que constituem os corpos de mielina, ou uma organização complexa de lâminas densas. Estas inclusões são muito numerosas nos podócitos ou grandes inclusões que frequentemente empurram o núcleo para trás. São menos abundantes noutras células glomerulares. São menos abundantes noutras células glomerulares. Encontram-se em grande número nas células tubulares distais e discretamente nas células proximais. Nos vasos, estão presentes em todas as células endoteliais e musculares lisas [19].

a- Homens hemizigotos

Lesões de sobrecarga no sexo masculino:

— Todas as células glomerulares

— Todas as células vasculares e intersticiais

— Certas células dos túbulos distais

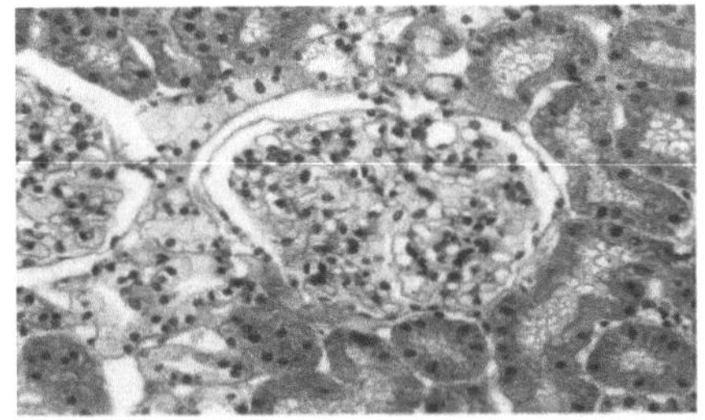

Figura 1: Lesões de Fabry [20].

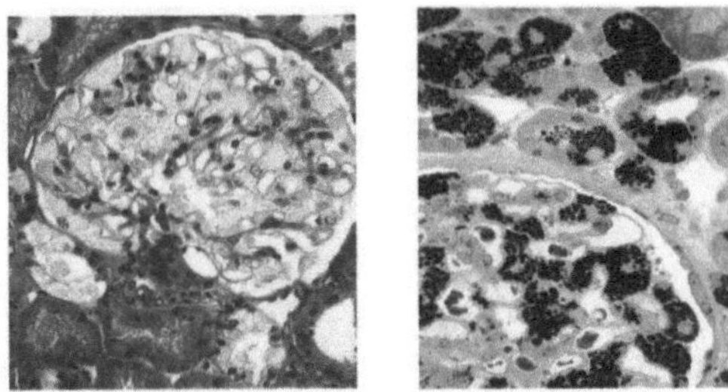

Figura 2: Lesões de sobrecarga glomerular . [21]

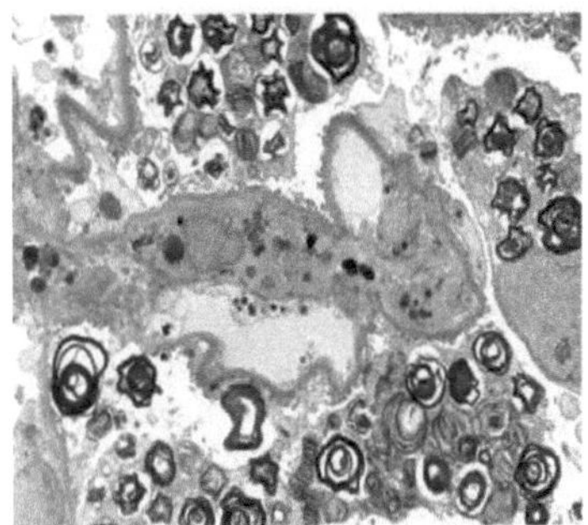

Figura 3: Lesões de sobrecarga tubular. [22]

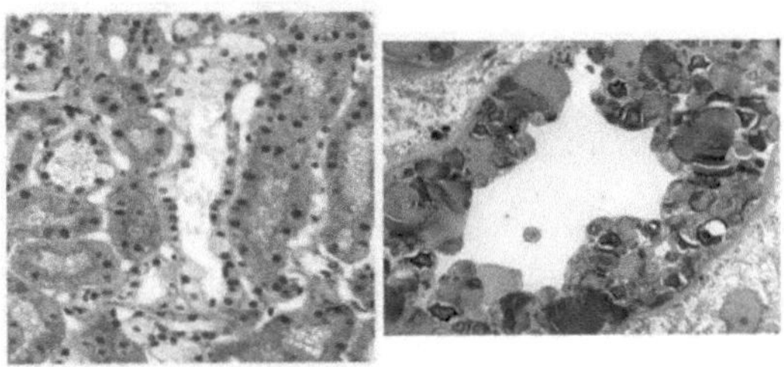

Figura 4: Lesões de sobrecarga tubular na doença de Fabry. [23]

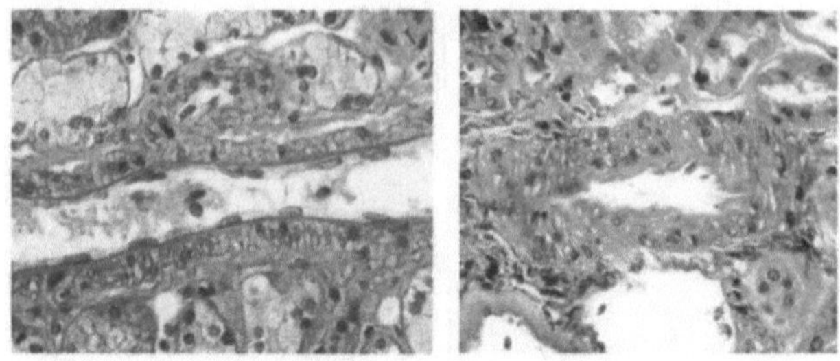

Figura 5: Lesões de sobrecarga arterial na doença de Fabry. [24]

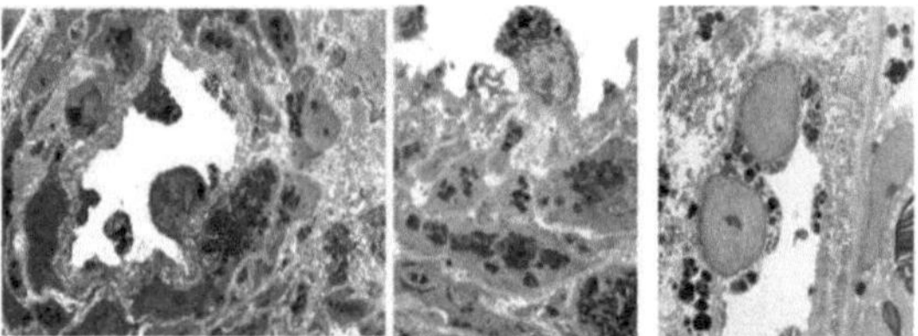

Figura: Lesões de sobrecarga arterial e capilar na doença de Fabry[25].

b- Em mulheres heterozigóticas

Lesões de sobrecarga em indivíduos do sexo feminino: Envolvimento irregular do

— células glomerulares

— células vasculares e intersticiais

- certas células dos túbulos distais

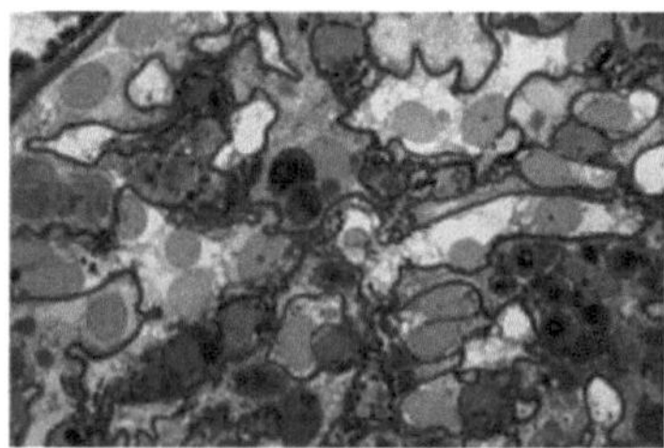

Figura 7: Envolvimento irregular na doença de Fabry. [26]

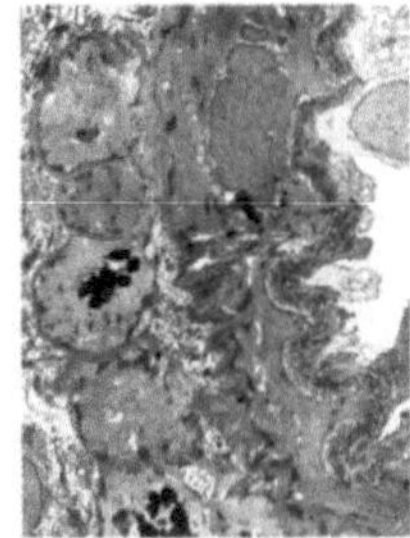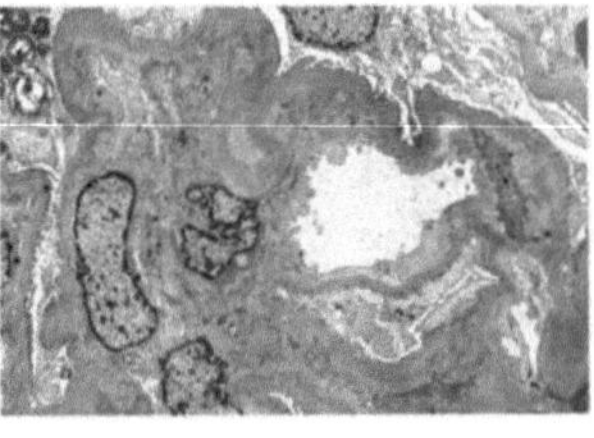

Figura 8: Sobrecarga de células irregulares na doença de Fabry. [27]

Lesões degenerativas :

— Necrose dos miócitos > depósitos hialinos e arteriolosclerose

— Necrose das células mesangiais e glomerulosclerose segmentar

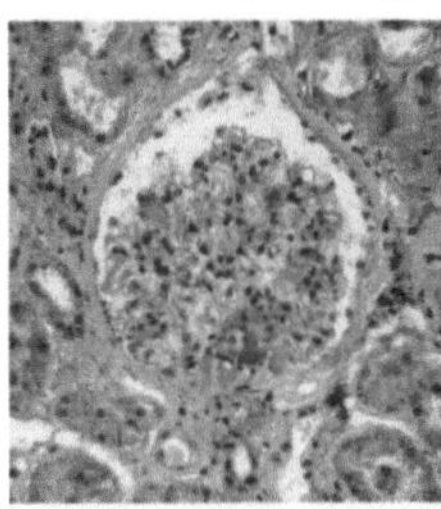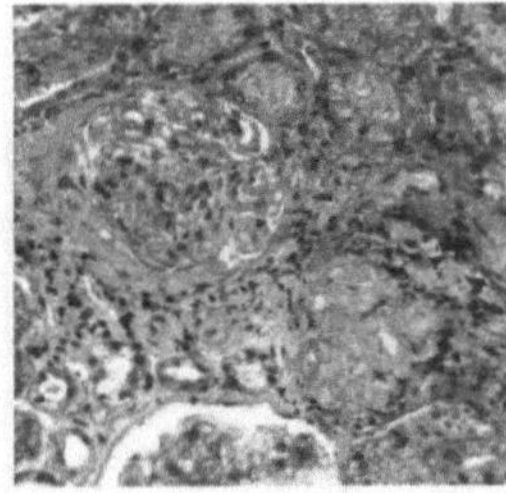

Figura 9: Glomeruloesclerose progressiva na doença de Fabry. [28]

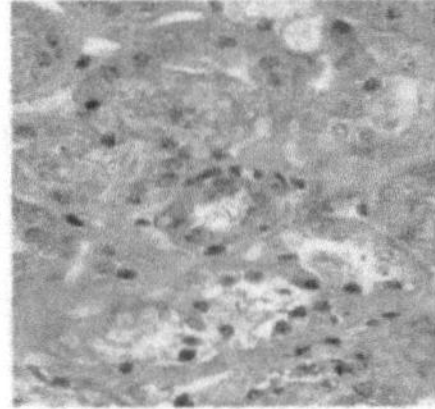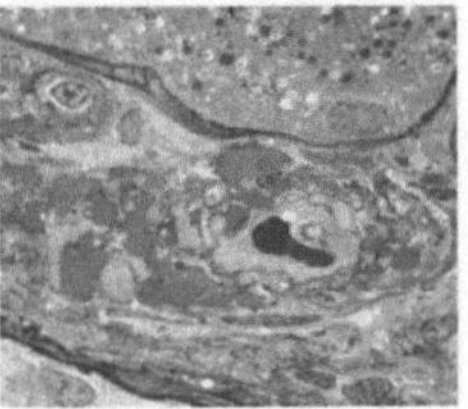

Figura 10: Necrose de miócitos arteriais na doença de Fabry [29].

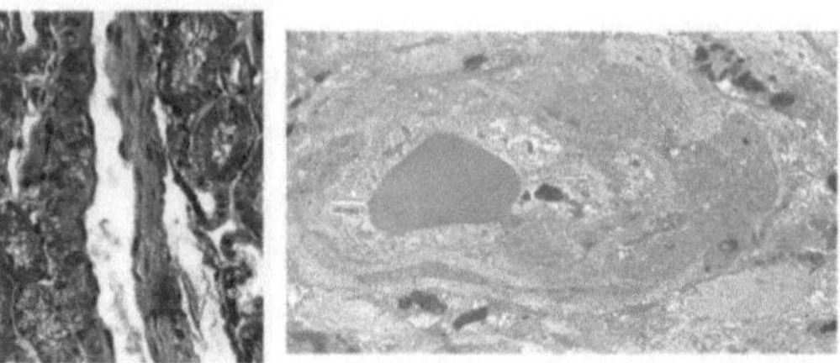

Figura 11: dos miócitos arteriais na doença de Fabry. Figura [30]

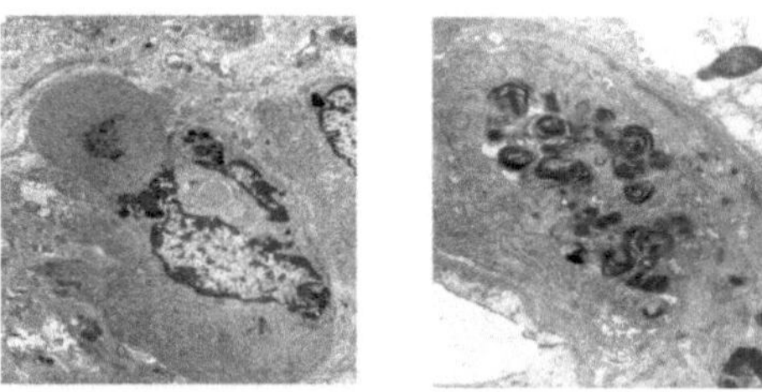

Figura 12: Necrose de miócitos arteriais na doença de Fabry. Figura [31]

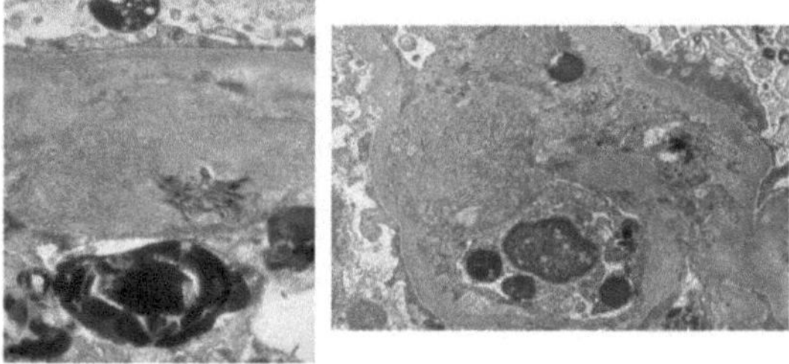

Figura 13: Necrose de células mesangiais na doença de Fabry [32].

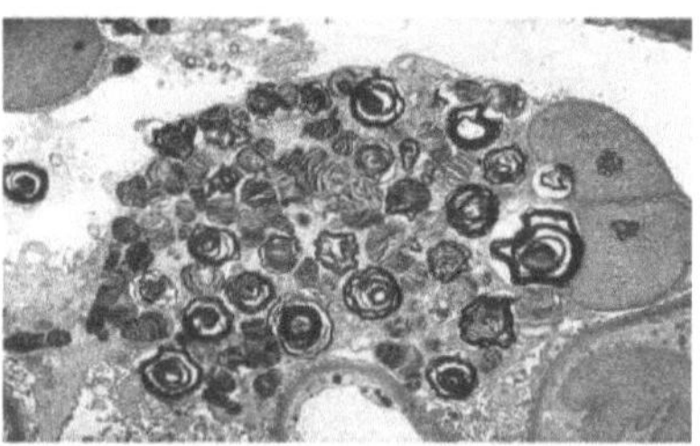

Figura 14: Progressão progressiva da sobrecarga do podócito, alteração do podócito. Figura [33].

4- Tratamento: terapia de substituição enzimática A terapia de substituição
enzimática é a base atual do tratamento. Permite a diminuição das inclusões
celulares A alfa-galactosidase A [34] é administrada numa perfusão intravenosa de
duas horas, na dose de 0,2 mg/kg, de 14 em 14 dias.

5- a-galactosidase ß [35] é administrado por perfusão intravenosa durante 2 a 4
horas, numa dose de 1mg/kg de 14 em 14 dias.

* Eficácia avaliada com base em

— sinais clínicos,

— função renal

— função cardíaca,

— sobrecarga nas células endoteliais

— níveis plasmáticos de globotriaosilceramida

B- Doença de Gaucher

1-Definição: Trata-se de uma doença autossómica recessiva ligada a um défice de
uma enzima ácido-beta-glucosidase que provoca uma acumulação lisossomal de
glucosilceramida nas células do sistema reticuloendotelial da medula óssea, do
fígado e do baço. Normalmente, a glucocerebrosidase hidrolisa os
glucocerebrosídeos em glucose e ceramida. As modificações genéticas da enzima
levam à acumulação de glucocerebrosídeo nos macrófagos dos tecidos através da
fagocitose, formando células de Gaucher. A acumulação de células de Gaucher nos
espaços perivasculares do cérebro leva à gliose na forma neurológica [36].

2-Clínico: o diagnóstico é feito num mielograma ou numa biopsia da medula óssea,
revelando células de Gaucher. É confirmado pela medição da beta-
glucocerebrosidase leucocitária. Recentemente, foi identificado um novo marcador, o
CCL18, uma quimiocina que está aumentada nesta doença e correlacionada com a
insuficiência renal. Foram identificados diferentes tipos com base na gravidade do
envolvimento clínico. Na forma mais comum (tipo 1), não existe qualquer
perturbação mental ou neurológica. Todas estão associadas a mutações no mesmo

gene localizado no cromossoma 1. Normalmente, não há envolvimento clínico renal para além de: Proteinúria em alguns doentes, na idade adulta, após esplenectomia ou a presença de "células de Gaucher" no flóculo, por vezes no fígado, no interstício, nos tubos e nas luzes tubulares. Existem 3 tipos de doença de Gaucher, que variam em termos de epidemiologia, de atividade enzimática e de manifestações.

Doença de Gaucher de tipo I: O tipo I (não neuropático) é muito comum (90% de todos os doentes). A atividade enzimática residual é mais elevada. Os judeus Ashkenazi têm o risco mais elevado; 1/12 são portadores. O início da doença varia entre a infância e a idade adulta. Os sintomas da doença de Gaucher tipo I incluem hepatoesplenomegalia, envolvimento ósseo (por exemplo, osteopenia, convulsões dolorosas, lesões osteolíticas com fracturas), atraso de crescimento, puberdade tardia, equimoses e pinguéculas. A epistaxe e a equimose resultantes da trombocitopenia são comuns. As radiografias mostram torção das extremidades dos ossos longos (deformidade de Erlenmeyer) e adelgaçamento da cortical[37].

Doença de Gaucher tipo II

O tipo II (neuropático agudo) é raro e a atividade enzimática residual neste tipo é a mais baixa. O início ocorre na primeira infância. A sintomatologia da doença de Gaucher tipo II é a deterioração neurológica progressiva (por exemplo, rigidez, convulsões) com morte aos 2 anos de idade [38].

Doença de Gaucher tipo III

O tipo III (neuropático subagudo) situa-se entre os tipos I e II em termos de incidência, atividade enzimática e gravidade clínica. O início ocorre em qualquer altura durante a infância. As manifestações clínicas variam consoante o subtipo e incluem demência progressiva e ataxia (IIIa), envolvimento ósseo e visceral (IIIb) e paralisias supranucleares com opacidades da córnea (IIIc). Os doentes que sobrevivem até à adolescência podem viver muitos anos [39].

3-Histologia :

Células de Gaucher volumosas, células com citoplasma pálido e finamente granular, são visíveis no espaço subendotelial e nas hastes do glomérulo e no interstício.

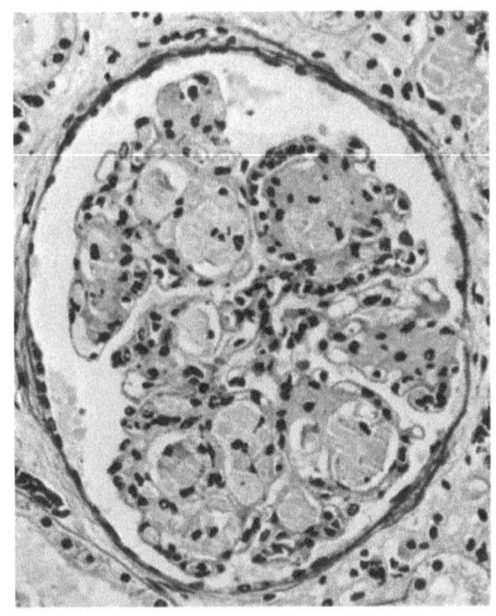

Figura 15: lesão glomerular na doença de Gaucher [40].

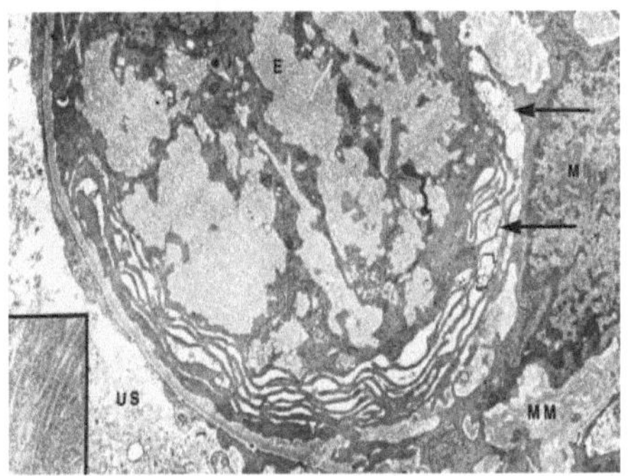

Figura 16: células canhotas volumosas na EM [41].

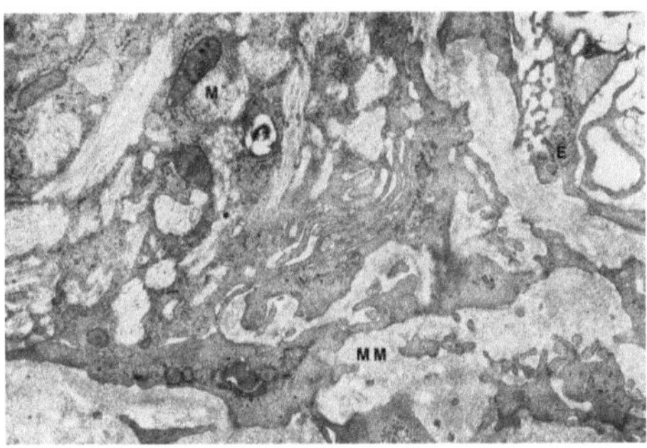

Figura 17: Lesão da mão esquerda na EM [41].

C-Galactosialidose

1-Definição:

Esta é outra doença rara de armazenamento lisossómico. É transmitida de forma autossómica recessiva.

2-Clínica

Existem vários fenótipos clínicos que são classificados como sialidose de tipo 1 não dismórfica, sialidose dismórfica de tipo II com início precoce na infância ou no útero. Nas formas graves do tipo II, com envolvimento congénito ou infantil precoce. Ocorre uma síndrome edematosa, hepatoesplenomegalia, por vezes com hidropisia fetoplacentária, danos neurológicos, dismorfias faciais, anomalias esqueléticas tardias, deterioração mental, anomalias oculares, manchas vermelho-cereja, que conduzem à cegueira precoce. Na forma infantil tardia, está por vezes presente uma deterioração mental ligeira [42] . O diagnóstico biológico baseia-se na demonstração de um perfil de oligossacarídeos urinários caraterístico, que pode ser confirmado através da medição da atividade da a-D-neura-minidase e de outras enzimas em fibroblastos ou no útero. O envolvimento renal nesta tesaurossomose manifesta-se pelo início precoce de proteinúria, seguido de uma síndrome nefrótica que progride ao longo de vários anos até à insuficiência renal terminal [43] .

3- Lesões histológicas :

Na sialidose de tipo II, os podócitos e as células tubulares proximais sofrem uma vacuolização maciça e difusa. Este facto levou à identificação de uma nova entidade [44].

4- Tratamento

Nas formas graves de sialidose de tipo II, pode ser proposto o transplante de medula óssea e de rim[45] .

2-Deficiência familiar de lecitina-colesterol aciltransferase:

1-Definição :

A deficiência familiar de lecitina-colesterol aciltransferase é uma doença rara, autossómica recessiva, inicialmente descrita na Escandinávia, onde se pensa ser menos excecional - foram descritas cerca de 30 famílias [46] . Esta enzima, sintetizada pelo fígado e depois libertada no plasma, está principalmente associada às lipoproteínas de alta densidade (HDL) e às que contêm apolipoproteína B (lipoproteínas de muito baixa densidade ou VLDL e lipoproteínas de baixa densidade ou LDL). A sua deficiência leva a um defeito na esterificação do colesterol, responsável por uma acumulação de colesterol nos tecidos [47] . A deficiência de LCAT leva a anomalias na estrutura e composição dos lípidos e das lipoproteínas, em particular a um aumento significativo dos níveis de lipoproteínas de baixa densidade (LDL), que é provavelmente responsável pelas anomalias endoteliais observadas. Foram identificadas mutações no gene LCAT. Os casos heterozigóticos são geralmente assintomáticos [48].

2 - A clínica

Existem duas formas de deficiência completa de LCAT (deficiência familiar) em que existe um defeito na esterificação de HDL e LDL e uma deficiência parcial.

a- Deficiência completa de LCAT (deficiência familiar)

Caracteriza-se por uma série de sintomas: Opacidades da córnea na infância, pseudo-gerotoxicidade; anemia normocrómica na 2.ª década associada a hemólise silenciosa, aterosclerose precoce, hipertrigliceridemia e calcificações na 4.ª década, e envolvimento renal, que é decisivo para o prognóstico da doença e se revela na infância por proteinúria, por vezes associada a hematúria microscópica, que pode ser detectada na infância. A progressão para insuficiência renal regista-se na 4ª e 5ª décadas. Existe uma heterogeneidade fenotípica considerável e pode verificar-se recorrência no rim transplantado [49].

b- um defeito na esterificação de HDL e LDL e uma deficiência parcial também conhecida como **síndrome do olho de peixe**, em que apenas a atividade sobre o HDL está alterada [50].

3 - Transmissão genética :

A doença é transmitida de forma autossómica recessiva, mas também foram descritos casos esporádicos. Foram descritas cerca de quarenta mutações no gene LCAT localizado no cromossoma 16 na posição q22.1, responsáveis por uma deficiência parcial ou total desta enzima. A doença do **olho de peixe** pode estar ligada a mutações nos genes que codificam a apolipoproteína A [51].

4 estudos histológicos

-Microscopia ótica :

Apresenta lesões secundárias à acumulação de lípidos no glomérulo. Caracterizam-se pela presença de células espumosas numerosas e volumosas no mesângio e de células endoteliais com vacuolização importante. Estes vacúolos estão vazios. Podem ser melhor caracterizados em secções de amostras congeladas e são corados com vermelho de óleo, um corante lipídico específico. As paredes são espessadas segmentarmente pelo material lipídico, assumindo um aspeto bolhoso associado ao alargamento do mesângio, sem proliferação das células. Podem ser observadas lesões de hialinose segmentares e focais, bem como depósitos subendoteliais. A progressão é no sentido de uma esclerose global. Observam-se células espumosas no interstício. Também foram descritas noutros órgãos, como a medula óssea e o baço. As arteríolas contêm frequentemente depósitos subendoteliais [52] .

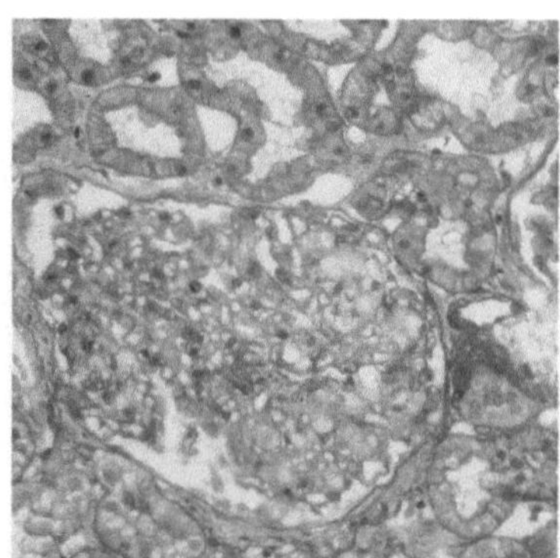

Figura 18: Lesões familiares de deficiência de lecitina-colesterol aciltransferase em MO [53].

Apresenta lesões secundárias à acumulação de lípidos nos glomérulos. Caracterizam-se pela presença de numerosas e volumosas células espumosas no mesângio e de células endoteliais com vacuolização importante. Estes vacúolos estão vazios. A coloração específica é o vermelho de óleo, um corante lipídico específico. As paredes estão espessadas por material lipídico de forma segmentar, assumindo um aspeto bolhoso associado ao alargamento do mesângio, sem proliferação celular. Podem ser observadas lesões de hialinose segmentares e focais, bem como depósitos subendoteliais. A progressão é em direção à esclerose global [54].

-Imunofluorescência: negativa. Podem ser observados depósitos arteriolares de C3.

-Microscopia eletrónica: revela a acumulação celular e extracelular de depósitos lipídicos. Nas células, apresentam-se como pequenas e densas inclusões membranares osmiofílicas, distribuídas em grandes vacúolos parcialmente vazios. Na matriz extracelular do glomérulo, que engrossam, são heterogéneos, consistindo numa associação irregular de estruturas membranares densas, depósitos escamosos amorfos e depósitos claros. São observados principalmente nas paredes capilares em posição subendotelial, empurrando para trás as células endoteliais, e na matriz mesangial. Quando os depósitos estão localizados na espessura da membrana basal ou no lado epitelial, predomina o componente denso. Depósitos lipídicos do mesmo tipo estão presentes sob o endotélio de capilares, artérias e veias [55]. A microscopia eletrónica não é necessária para fazer um diagnóstico. diagnóstico.

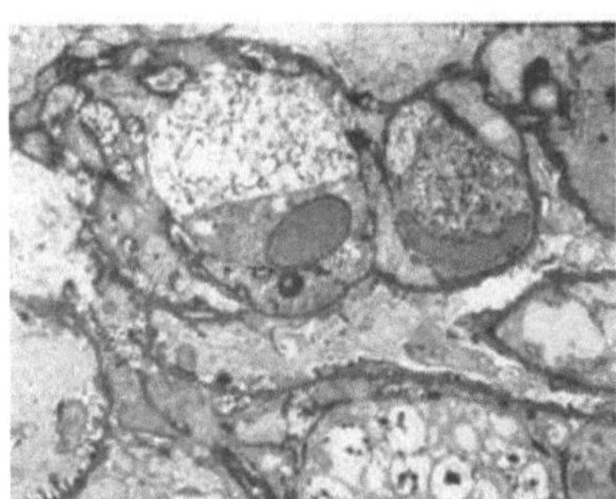

Figura 19: Deficiência completa de LCAT por microscopia eletrónica [56]:

Acumulação de depósitos lipídicos nas células: inclusões membranares densas no interior de grandes vacúolos "vazios" na MEC do glomérulo.

5- Diagnóstico diferencial :

Podem ser observadas lesões renais sobreponíveis durante a hiperlipidemia familiar ou em formas graves da síndrome de Alagille. A microscopia ótica revela vacúolos principalmente nos talos mesangiais e em alguns espaços subendoteliais. A microscopia eletrónica revela inclusões heterogéneas nas células mesangiais. Material transparente contendo formações de membrana osmiofílica acumula-se no espaço subendotelial e nas hastes mesangiais glomerulares. A lâmina densa está preservada, mas podem ser observadas algumas inclusões no lado exterior da parede glomerular [57].

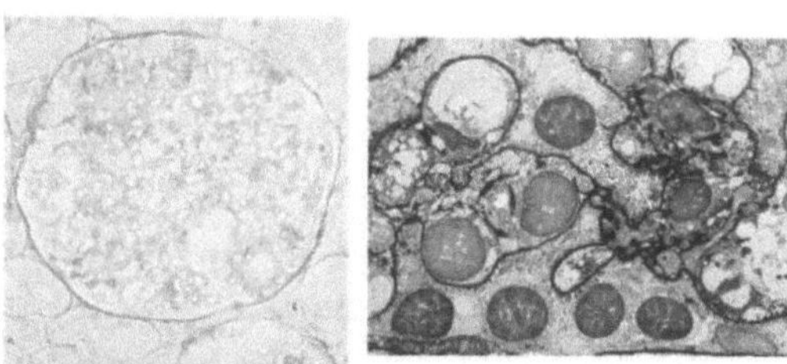

Figura 20: Diagnóstico diferencial com lesões **de deficiência completa de LCAT** [58] .

NB: podem ser observadas lesões semelhantes em várias situações que partilham níveis séricos elevados de colesterol não esterificado e de fosfolípidos, bem como alterações das lipoproteínas: Síndrome de Alagille, HI grave, hipercolestorolémia familiar, hiperlipoproteinémia tipo III (homozigotos para a isoforma E2 da apoE).

6- Tratamento

Recomenda-se o tratamento sintomático dos doentes afectados. No entanto, foram registados casos de recorrência, confirmando a hipótese de que as anomalias dos lípidos plasmáticos são responsáveis pelas lesões.

3-Lipoprotein glomerulopathy = glomerulopatia com depósitos de lipoproteínas

Trata-se de uma doença rara, descrita no Japão (Saito, 1989), que se caracteriza por uma síndrome nefrótica sem hematúria, com progressão para ESRD em metade dos doentes, não havendo normalmente sinais extrarrenais de sobrecarga lipídica. Há um aumento moderado das LDL e da apo E. A mutação genética diz respeito às mutações da ApoE, mais frequentemente localizadas no recetor das LDL [59].

Clínica :

Esta nefropatia é devida a uma anomalia no metabolismo da apolipoproteína E (ApoE). É feita uma distinção entre as formas primárias, que são herdadas de forma autossómica recessiva, e as formas secundárias. Nas formas primárias, foram identificados diferentes tipos de mutação da ApoE. O diagnóstico é mais frequentemente efectuado na idade adulta e a doença é revelada por proteinúria, por vezes nefrótica. Em 30/100 dos casos, a insuficiência renal desenvolve-se progressivamente. Não são encontradas anomalias no metabolismo dos lípidos. Por vezes, há um aumento das lipoproteínas B e da ApoE, sem quaisquer manifestações extra-renais [60].

Estudo histológico :

Microscopia ótica: distensão e obstrução dos capilares glomerulares por "trombos" de lipoproteínas, por vezes associados a volumosos depósitos mesangiais. São fracamente corados pelo PAS e muito fortemente corados pelo óleo vermelho. As células espumosas e as lesões vasculares são raras [61].

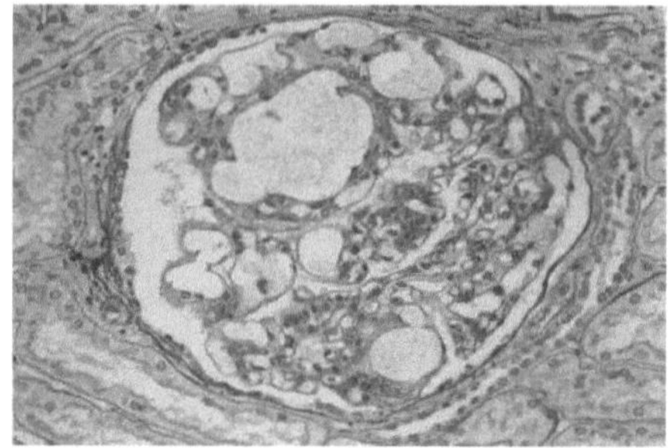

Figura 21: **Microscopia ótica**: distensão e obstrução dos capilares glomerulares por "trombos" de lipoproteínas. [62]

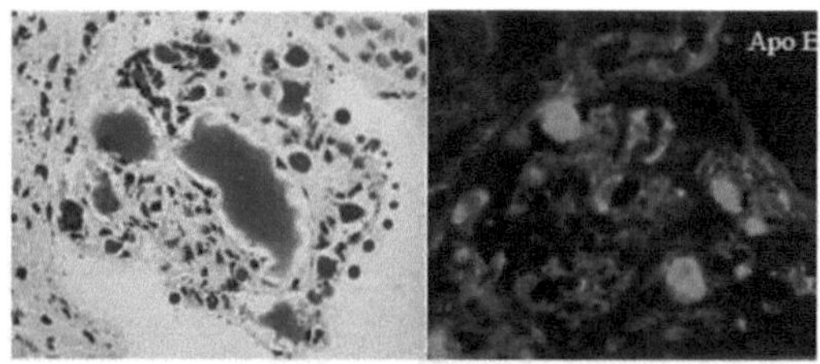

Figura 22: Glomerulopatia lipoprotéica na IFI [63].

Imunofluorescência: o estudo padrão é negativo ou inespecífico com depósitos de IGM e C3 no mesângio, mas é possível efetuar uma imunocoloração para as lipoproteínas B ou ApoE para confirmar a natureza dos depósitos.

Microscopia eletrónica: Visualiza depósitos volumosos que consistem em inúmeros grânulos de tamanho e densidade variáveis, organizados em estados e dando uma imagem semelhante a uma impressão digital. Os depósitos mesangiais homogéneos maciços que são densos aos electrões estão associados aos trombos [64].

Tratamento :

Foram descritos casos de recorrência da doença após um transplante renal.

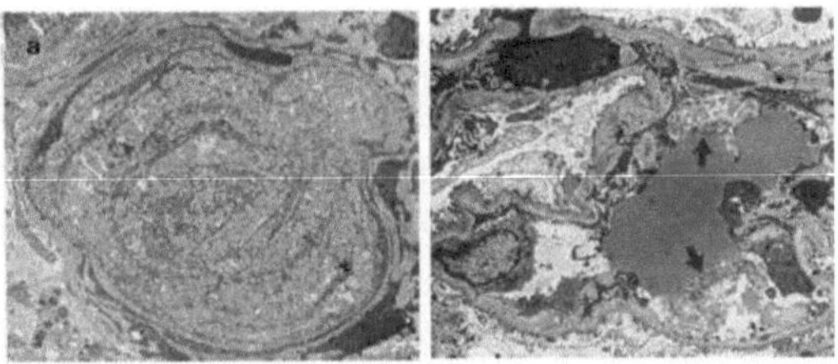

Figura 23: Glomerulopatia lipoprotéica na EM. [65]

IV- NEFROPATIA TUBULOINTERSTICIAL E DOENÇAS "HEREDITÁRIAS"
DISTÚRBIOS METABÓLICOS, DOENÇAS DE SOBRECARGA

CASO CLÍNICO 2 :

Trata-se de uma criança de 3 anos que se apresentou na urgência com convulsões num estado febril após uma infeção recorrente do trato urinário associada a vómitos e desidratação.

No laboratório: hematúria: ++.

Ecografia renal: nefrocalcinose Exames renais: DRC em fase terminal.
ECG: perturbação do ritmo cardíaco

Ensaio de atividade AGT: mutação do gene AGXT em colapso
Q1: Que tipo de doença genética
1-Cistinose

A cistina é um dos constituintes fundamentais das proteínas e, por conseguinte, da matéria viva. Trata-se de uma pequena molécula que pertence à família dos aminoácidos e que contém enxofre[66].
Normalmente, a cistina , que provém da destruição das proteínas, sai do lisossoma atravessando a sua parede. Isto é feito com a ajuda de um transportador específico, a cistinosina , localizada na parede do lisossoma .
Foi recentemente demonstrado que é a anomalia deste transportador que leva à acumulação de cistina na célula, sendo a concentração de cistina 50 a 100 vezes superior à normal. Esta acumulação pode levar à cristalização da cistina, cuja concentração é 50 a 100 vezes superior à normal. Esta acumulação pode levar à cristalização da cistina, que é 50 a 100 vezes superior ao normal. Esta acumulação pode levar àOs primeiros órgãos afectados são o rim e o olho, seguidos da glândula tiroide, do pâncreas, do fígado, do baço, dos músculos e do sistema nervoso[67].

Definição:

É suficientemente rara para ser classificada como uma doença órfã, mas encontra-se em todos os países. É conhecida desde o início do século, tendo a primeira observação de uma criança doente sido registada em 1903 por um químico alemão,

Abderhalden[68].

Mais tarde, a observação de crianças afectadas permitiu descrever as diferentes manifestações da doença e compreender que a cistinose era :

- Caracterizada por uma reabsorção insuficiente na primeira porção do túbulo, o túbulo contorcido proximal.

- Devido a uma acumulação de cistina em quase todas as células

do corpo.

- Uma doença hereditária autossómica recessiva. Foi em 1955 que os lisossomas, estruturas presentes em todas as células, foram descobertos.Esta descoberta levou à compreensão dos mecanismos de cerca de cinquenta doenças conhecidas como doenças lisossómicas, incluindo a cistinose[69].

Diferentes formas de cistinose :

1 - **Cistinose infantil**: representa a forma mais frequente (1/100.000 - 1/200.000) e mais grave, acompanhada de tubulopatia proximal. A idade em que surgem os primeiros sinais de envolvimento renal varia entre os 3 e os 18 meses. A insuficiência renal terminal é constante na ausência de tratamento. Costumava ocorrer antes dos 10 anos de idade, mas o tratamento precoce com cisteamina atrasa consideravelmente o aparecimento da doença [70].

Cistinose juvenil: é mais rara, geralmente começa na segunda década de vida em crianças que tiveram um desenvolvimento normal até essa altura, o início da lesão renal ocorre tarde na vida e caracteriza-se por glomerulopatia que progride para insuficiência renal terminal [71].

Cistinose do adulto: acompanhada de envolvimento ocular isolado As três formas da doença são alélicas

O gene :

O gene foi localizado em 1995 pelo Cystinosis Collaborative Research Group em 17p- Foi identificado pela equipa de C Antignac em 1998. Este gene CTNS, com 12 exões, codifica uma proteína chamada [72].

Cistinosina

1- cistinose infantil

Sintomas clínicos da cistinose infantil :

É uma tubulopatia proximal que aparece entre os 3 e os 6 meses de idade e representa a causa mais frequente da síndrome de Fanconi em crianças. A progressão para ESRD pode ser observada por volta dos 8 anos de idade. Está associada a um atraso importante no crescimento e a danos oculares devido a depósitos na córnea por volta de um ano de idade (1 ano) e fotofobia com lesões na retina e cegueira por volta dos 15-20 anos de idade [73].

Em segundo lugar, nas crianças submetidas a diálise-transplante, existem outras perturbações:

• Doença pancreática e diabetes

• Doenças da tiroide e hipotiroidismo

• Hepatomegalia e hipertensão portal

• Atraso da puberdade e hipogonadismo nos rapazes

• Lesões musculares e cerebrais.

Diagnóstico bioquímico :

o ensaio bioquímico mede a quantidade de cistina acumulada no interior do leucócito, a célula onde a cistina se acumula mais fortemente.

Clínica :

Danos tubulares :

O túbulo renal é o primeiro a ser afetado. A cistinose é um exemplo.
As lesões renais iniciais típicas são :

• Irregularidade do epitélio do túbulo proximal sem evidência de cristais de cistina

• Os podócitos são gigantes e multinucleados

• há uma acumulação intralisossomal de cristais de cistina com a presença de "células escuras" na microscopia eletrónica [74].

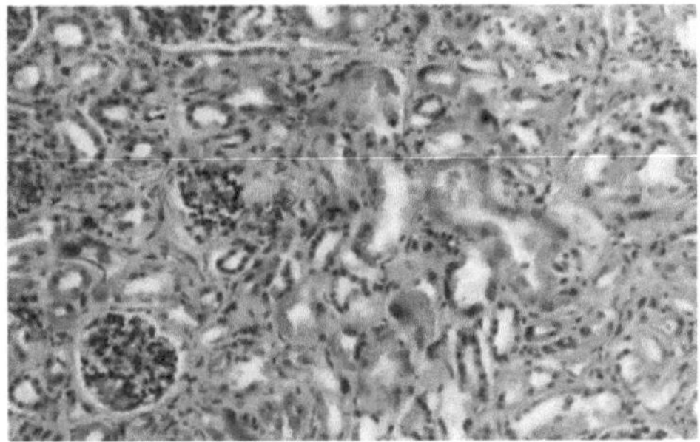

Figura 24: Irregularidade do epitélio do túbulo proximal sem cristais de cistina [75].

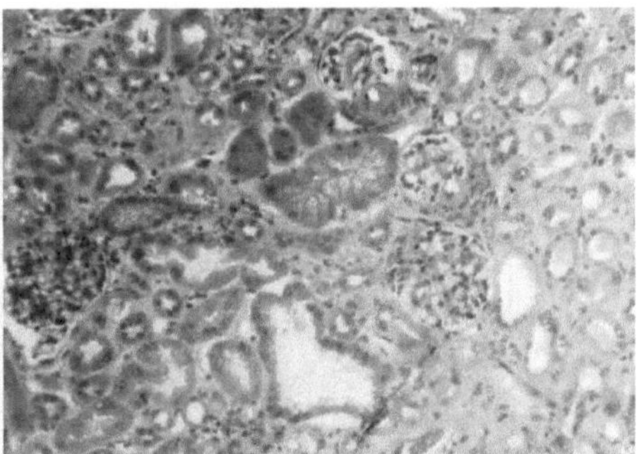

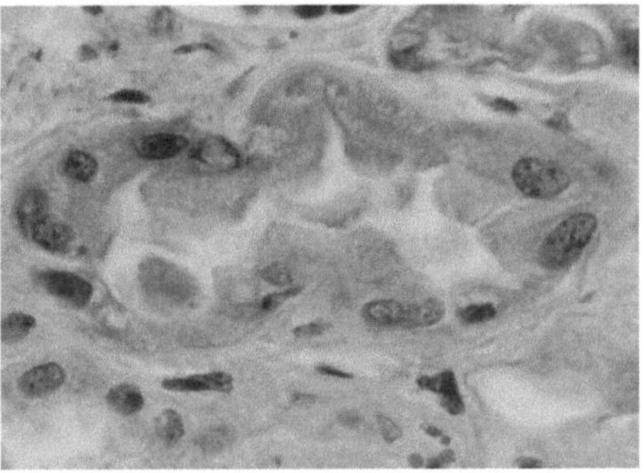

Figura 25Irregularidade do epitélio do tubo proximal na ausência de evidência de cristais de cistina [76].

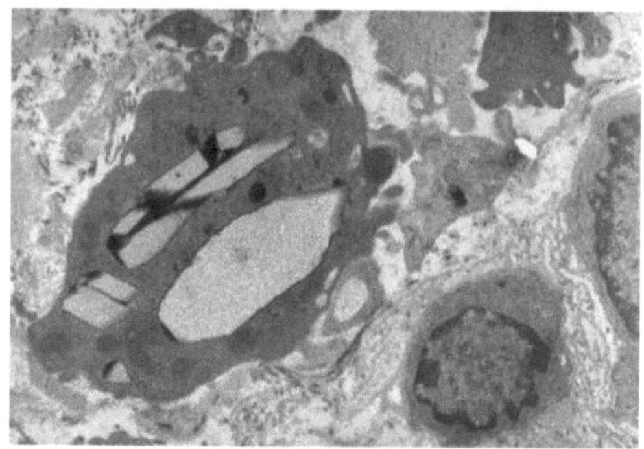

Figura 26: existe uma acumulação intralisossomal de cristais de cistina com a presença de "células escuras" na microscopia eletrónica [77].

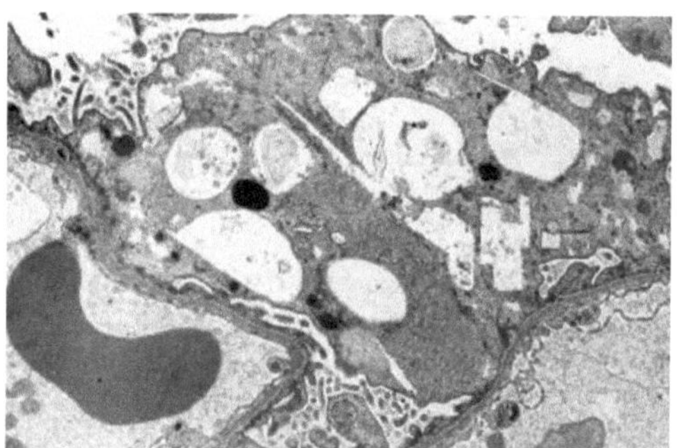

Na Figura 27 há uma acumulação intralisossomal de cristais de cistina com a presença de "células escuras" na microscopia eletrónica [78].

As lesões renais secundárias são :

• Espessamento das paredes arteriolares

• Hiperplasia do aparelho justaglomerular

• Atrofia tubular, fibrose intersticial

• Alterações glomerulares progressivas.

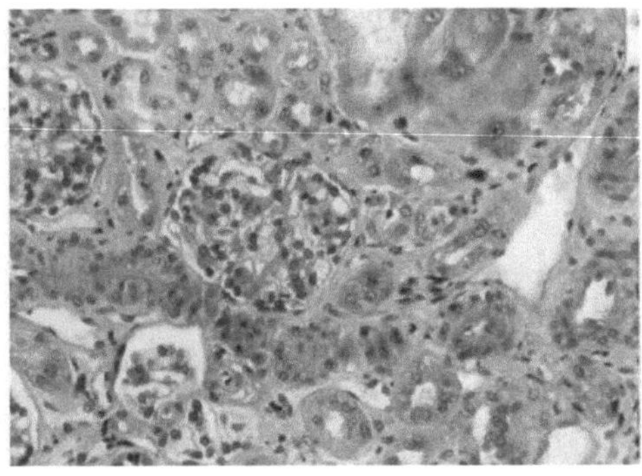

Figura28:secundário secundário emMO na cistinose [79]

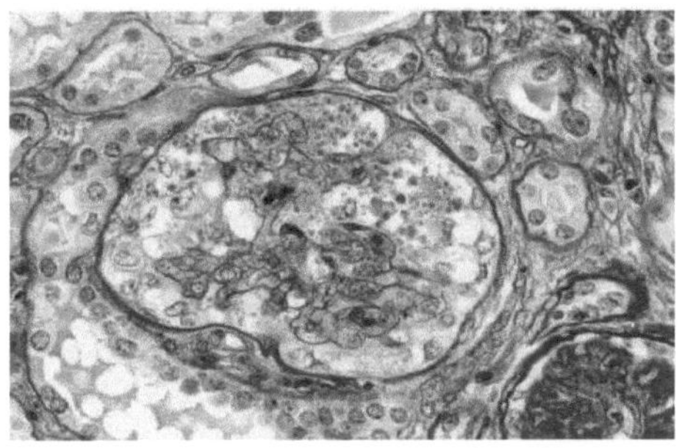

Figura 29: lesões secundárias em MO na cistinose. [80]

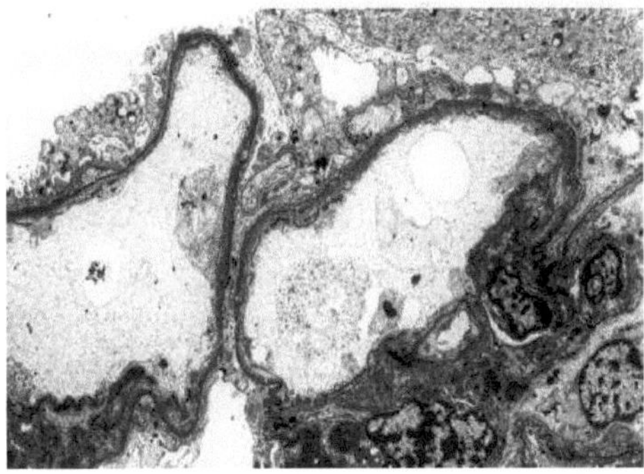

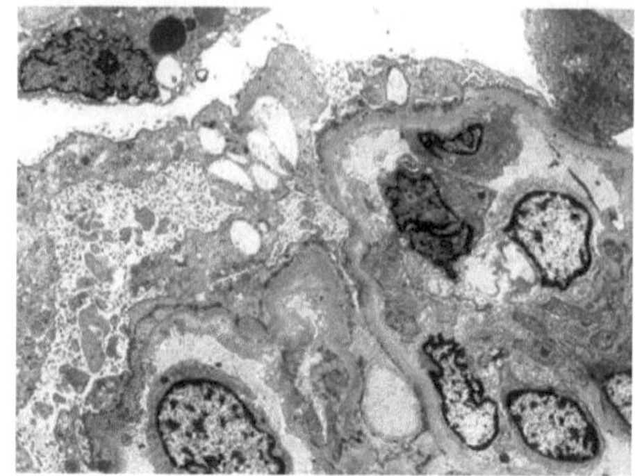

Figura 30: lesões secundárias em EM na cistinose. [81]

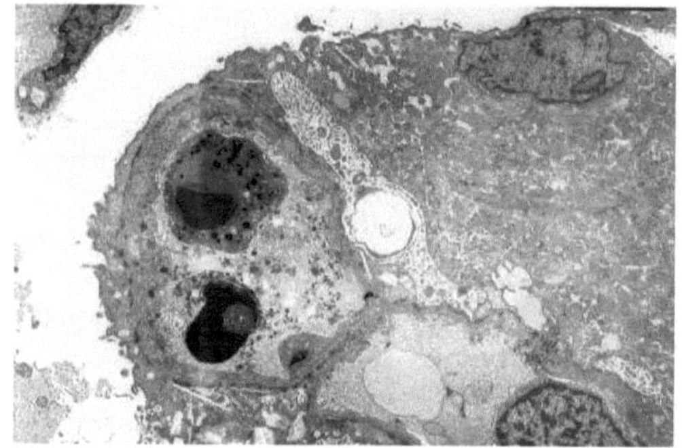

Figura 31: Lesão secundária em ME na cistinose**[82]**

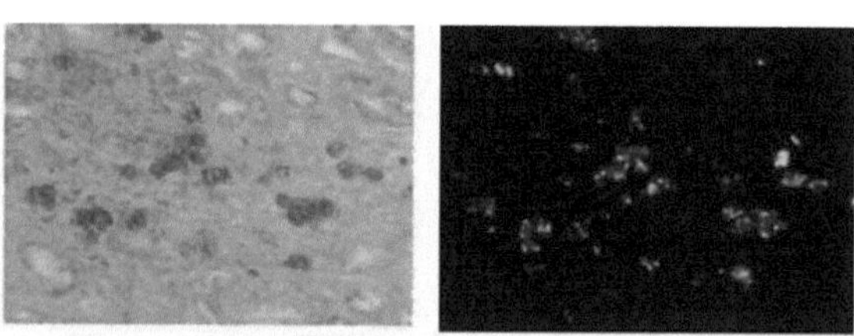

Figura 32: Acumulação de cristais de cistina no interstício [83].

Fim do rim

Atrofia cortico-medular importante Síntese maciça de renina

Rim transplantado

Não há recorrência de sintomas ou lesões após o transplante. Por vezes, encontram-se depósitos de cristais de cistina nas células do hospedeiro que se infiltram no enxerto, no interstício e no mesângio, com a presença de "células negras".

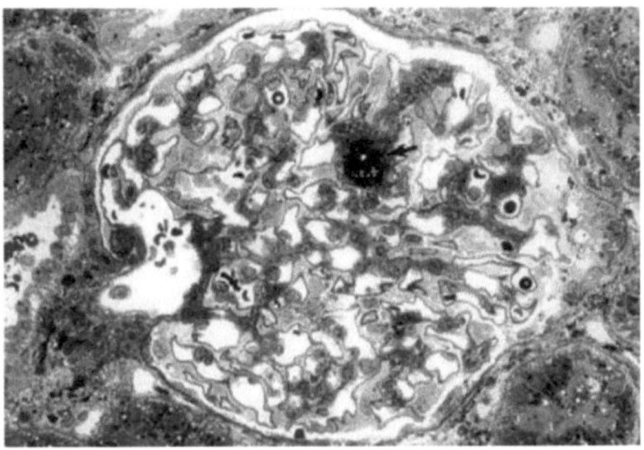

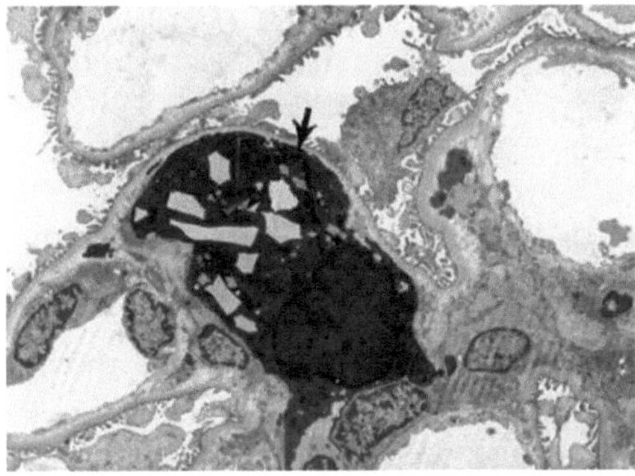

Figura 33: Presença de "células negras" na cistinose...[84]

Tratamento da cistinose infantil

1 Tratamento sintomático: O tratamento sintomático baseia-se nos diferentes tipos de lesões

-tratamento de fundo

A cisteamina (ou os seus derivados), administrada muito precocemente e de forma regular e contínua, pode atrasar a progressão para a ESRD. O seu efeito é apenas parcialmente eficaz na tubulopatia, mas pode prevenir a acumulação sistémica de cristais de cistina. Em ratos, os resultados do transplante de células estaminais são muito promissores [85].

II Cistinose juvenil Sintomas clínicos

O início é tardio e ocorre por volta dos 12-15 anos de idade, caracterizando-se normalmente por proteinúria glomerular e ausência ou discrição de sinais tubulares proximais.

• A progressão para IRT ocorre entre os 20 e os 30 anos de idade e está associada a danos na córnea [86].

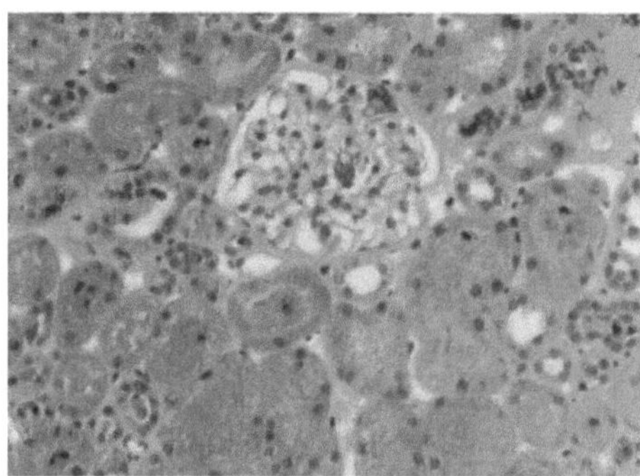

Figura 34: biópsia de cistinose juvenil [87].

Cistinosina

É uma proteína lisossómica caracterizada pela presença de dois sinais de endereçamento para o lisossoma, existindo 7 potenciais locais de glicosilação na parte N-terminal da proteína. A família de transportadores com 7 domínios transmembranares que transporta a cistina para fora do lisossoma. É conhecido como o simportador de cistina-protão.

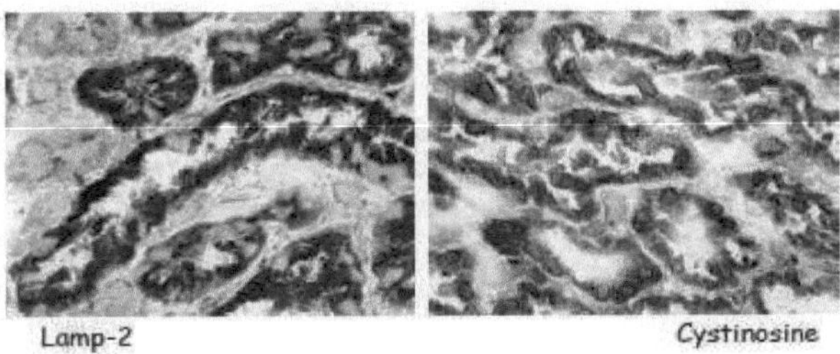

Figura 35: Colocalização em células T proximais de Lamp-2, um marcador lisossómico, e cistinosina [88].

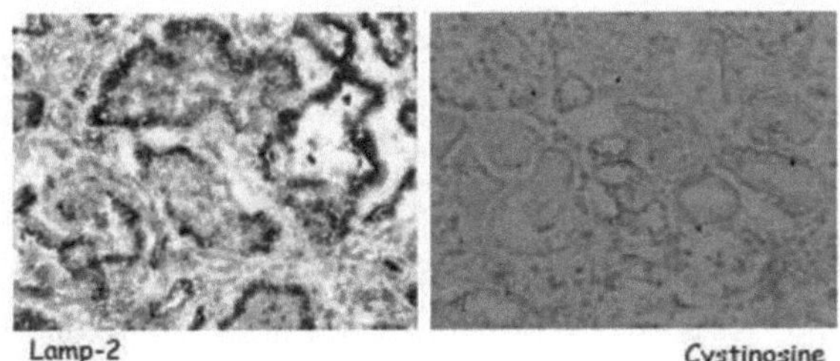

Figura 36: Ausência de cistinosina num doente com cistinose. Expressão normal de Lamp-2 [89] Conclusões

As lesões tubulares proximais são as primeiras lesões renais observadas em pacientes com cistinose infantil. A caraterística mais marcante é a ausência virtual de cristais nas células tubulares proximais. As lesões glomerulares tornam-se significativas com a progressão da doença através de danos específicos nos podócitos ou como consequência da redução dos nefrónios? Na fase final, observa-se uma atrofia renal grave. Caracteriza-se pela intensidade das lesões arteriais e arteriolares associadas a uma síntese significativa de renina (o que explica a hipertensão frequente nesta fase). Verifica-se uma acumulação de cristais de cistina nas células intersticiais da junção corticomedular. Não há recorrência de lesões tubulares ou glomerulares específicas no rim transplantado.

Caso clínico 3

Trata-se de uma criança de 3 anos que deu entrada no serviço de urgência com convulsões em estado febril na sequência de uma infeção urinária recorrente associada a vómitos e desidratação.

No laboratório: hematúria: ++.

Ecografia renal: nefrocalcinose Exames renais: DRC em fase terminal. ECG: distúrbio do ritmo cardíaco Ensaio de atividade AGT: mutação do gene AGXT não detectada

Q1: Que tipo de doença genética?

2- Oxalose primária ou hiperoxalúria

Existem três tipos de hiperoxalúria primária: o tipo 1, que é o mais frequente (1/60.000-1/200.000 nascimentos), o tipo 2, que é raro e responsável principalmente pela litíase, o tipo 3, que é excecional e está ligado à hiperabsorção de oxalato. Pode encontrar-se uma hiperoxalúria secundária   a vários mecanismos: por absorção de alimentos ricos em oxalatos após uma ressecção intestinal ou por disfunção metabólica, ou por alterações da flora intestinal (tratamento antibiótico prolongado ou doentes transplantados).

Oxalose primária ou hiperoxalúria de tipo 1 Definições

Trata-se de uma doença autossómica recessiva caracterizada por um defeito numa enzima hepática, a AGT peroxissomal ou alanina glioxilato aminotransferase, cuja co-enzima é a vitamina B6. Não se trata de uma doença primariamente renal, mas sim da consequência renal (e extra-renal) de uma doença metabólica hereditária ligada à produção excessiva de ácido oxálico[90]. O alvo preferencial, mas não exclusivo, dos depósitos cristalinos de oxalato de cálcio é o rim, uma vez que os oxalatos pouco solúveis não são metabolizados mas excretados na urina, levando à formação de litíase e ao aparecimento de nefrocalcinose.

Estudo genético

O gene AGXT tem 11 exões e está localizado em 2q37.3. As mutações no gene conduzem mais frequentemente a uma ausência de proteína, inatividade ou localização anormal (mitocondrial) da proteína mutada. Foram observadas mutações específicas em determinados grupos étnicos, o que indica um efeito fundador [91].

Apresentação clínica :

1 **A forma infantil**: é uma forma rara caracterizada por nefrocalcinose e ESRD precoce.

2 **Forma tardia**: caracteriza-se pelo aparecimento de alguns cálculos. nos adultos e nos idosos.

A forma habitual envolve geralmente litíase urinária recorrente e IR progressiva, levando ao diagnóstico na infância ou na adolescência.

Estudo histológico :

A biopsia renal mostra depósitos intra-tubulares e depois difusos de oxalato de cálcio com destruição progressiva do parênquima renal

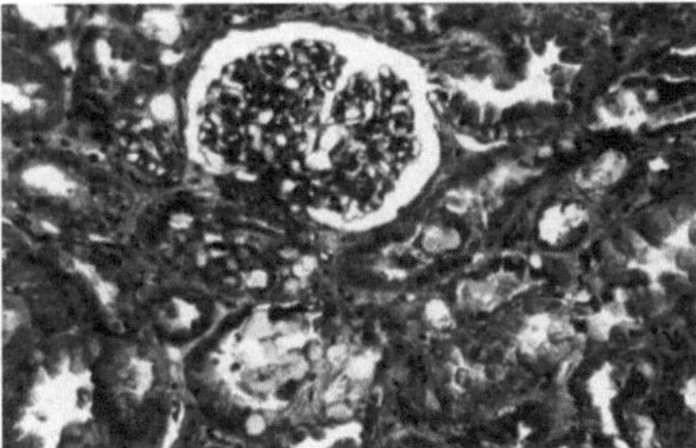

Figura 37: Lesão de MO da oxalose

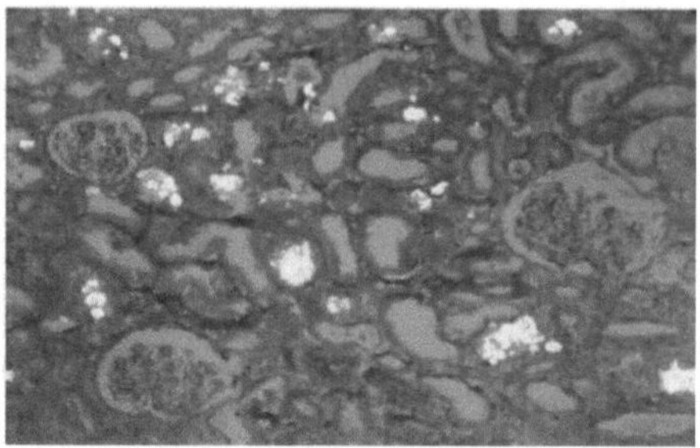

Figura 38: lesão de oxalose

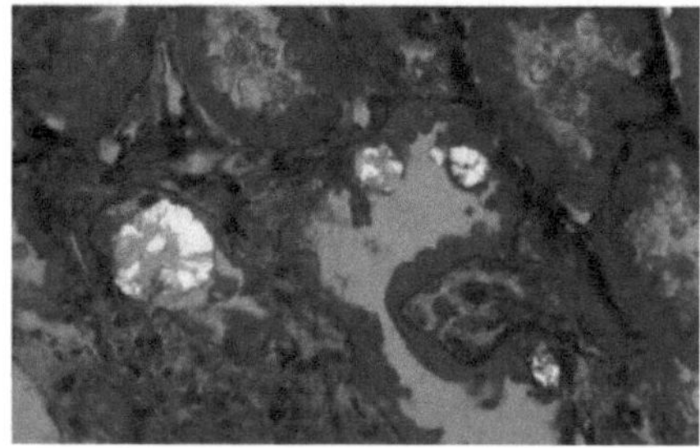

Figura 39: Lesão de cristal de oxalato de cálcio

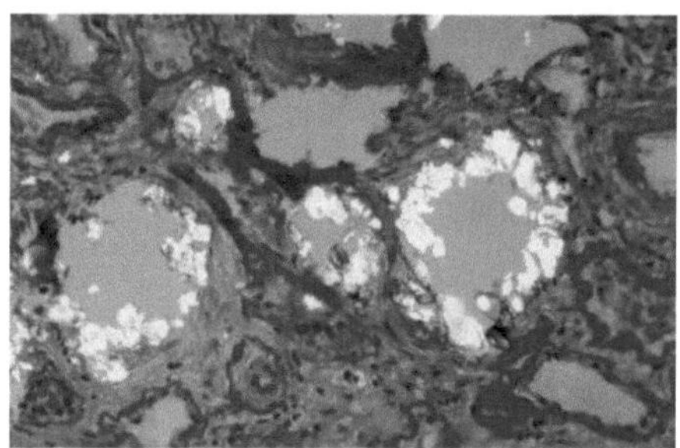

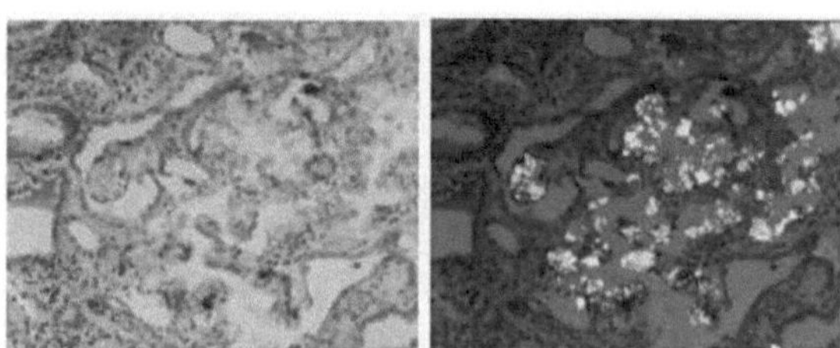

Figura 40: Lesão de oxalato de cálcio

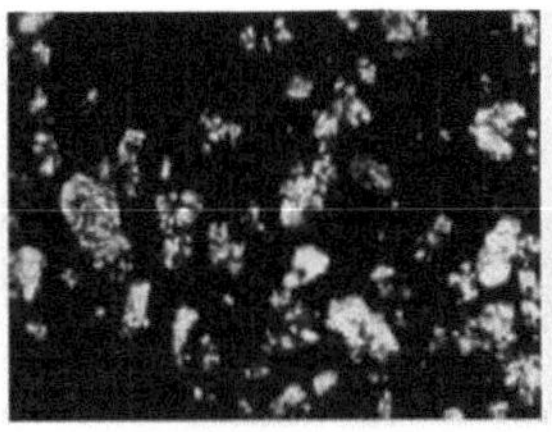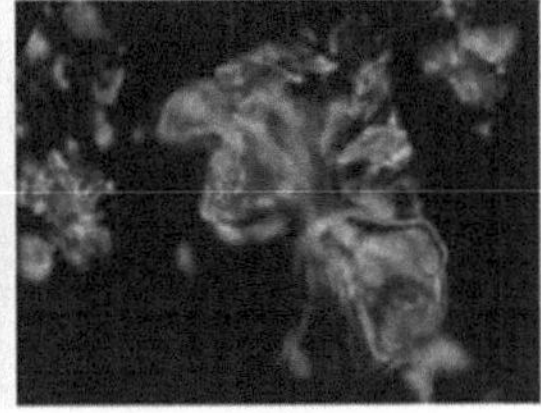

Figura 41 Cristais de oxalato de cálcio

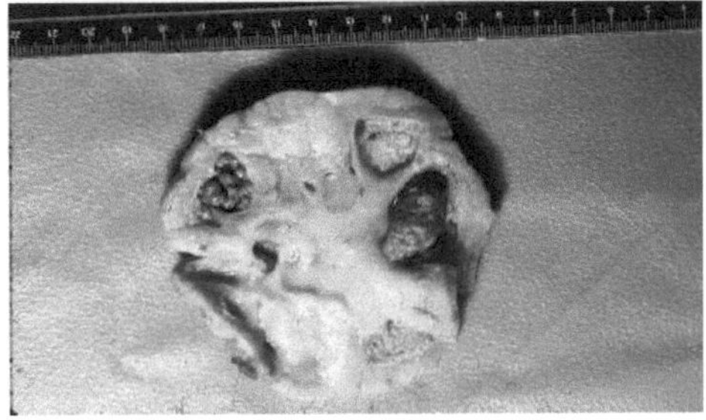

Manifestações extrarrenais

Quando a taxa de filtração glomerular desce abaixo dos 40-50mL/mn/1,73 m2 e a concentração plasmática de oxalato ultrapassa os 30-50µmol/L, surgem sintomas extra-renais: lesões osteoarticulares, lesões cardiovasculares com perturbações do ritmo e calcificações arteriais, lesões oculares retinianas bilaterais e lesões na pele e nas mucosas Os depósitos de oxalato depositam-se geralmente em todos os tecidos, o que a torna uma doença particularmente dolorosa e incapacitante [98].

Progressão após transplante renal

A recorrência no rim transplantado é constante e ocorre mais cedo e em maior número quanto mais tempo o doente estiver em hemodiálise.

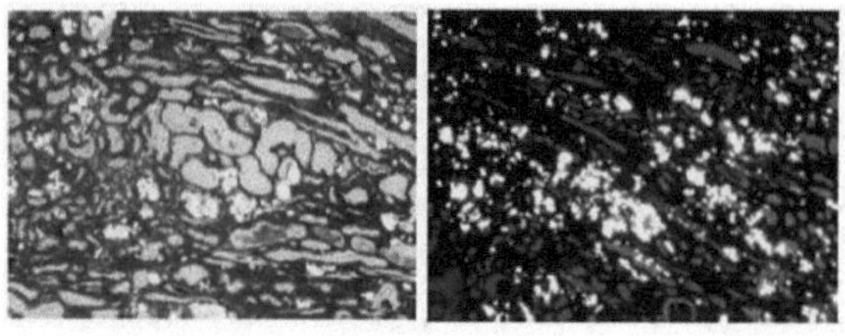

Oxalose: recorrência em rim transplantado

O transplante de fígado antes da fase de insuficiência renal terminal corrige a deficiência enzimática, enquanto que o transplante combinado de fígado e rim é raro; há cerca de 10 por ano em todo o mundo [100].

3- Glicogenoses :

A glicogenose resulta de anomalias nas enzimas envolvidas na degradação do glicogénio, a macromolécula utilizada para armazenar a glicose. As tesaurisomas são doenças genéticas do metabolismo dos hidratos de carbono que levam à acumulação de glicogénio, principalmente no fígado, nos músculos e, por vezes, nos rins. São todas autossómicas recessivas, exceto o tipo VII que é ligado ao X [101].

Clínica :

Por vezes, manifesta-se como uma hipoglicemia grave à nascença, mas pode ocorrer mais tarde, entre os três e os quatro meses de idade, acompanhada d e outras anomalias biológicas, como acidose láctica, hiperlipidemia e hiperuricemia [102]. As crianças afectadas têm um rosto de boneca com membros finos devido a amiotrofia, estatura atrasada, hepatomegalia e fadiga grave devido a hipoglicemia precoce. São frequentes os lipomas e a diarreia, bem como a macroglossia, as infecções respiratórias e as manifestações hemorrágicas devido à trombopatia. Na ausência de tratamento, a doença progride com crescimento insuficiente, desmineralização óssea, puberdade atrasada, gota ou litíase devido à hiperuricemia, insuficiência pancreática, hipertensão arterial pulmonar e manifestações renais [103].

Lesões histológicas :

As biópsias renais são realizadas apenas em casos excepcionais; os glomérulos estão aumentados de tamanho e podem estar presentes lesões fibrosas com glomeruloesclerose. Observa-se uma clarificação significativa dos podócitos, dos túbulos proximais e das células endoteliais. A coloração com PAS confirma a acumulação de glicogénio nestes tipos de células e os núcleos contêm, por vezes, inclusões glicogénicas. A microscopia eletrónica revela vacúolos opticamente vazios no citoplasma das células [104].

Fisiopatologia :

Os glicogénios são o resultado de uma acumulação de glicogénio, normal ou anormal, em vários órgãos. É o resultado de uma deficiência congénita de uma ou mais enzimas envolvidas no metabolismo do glicogénio [105] .

Tratamento

Implica a ingestão frequente de refeições ricas em açúcares lentos e proteínas. A hipoglicemia é tratada sintomaticamente. Para além disso, o alopurinol pode ser proposto logo que a uricemia seja elevada, bem como a alcalinização se a concentração de bicarbonato venoso for inferior a 20 ml/l, e a utilização de um inibidor da enzima de conversão para reduzir a microalbuminúria ou a proteinúria [106].

CONCLUSÃO

As doenças renais genéticas (DRG) são doenças raras (com exceção da doença renal policística) que são hereditárias. Individualmente, representam apenas uma pequena percentagem das doenças renais, mas dado o grande número de doenças identificadas, o número total de doentes que sofrem destas doenças é elevado. Os GDM incluem doenças que afectam principalmente os rins, mas também aquelas que afectam todo o organismo, incluindo os rins, e que requerem o acompanhamento de um especialista em nefrologia.

REFERÊNCIAS

1. Futerman AH, Van Meer G. The cell biology of lysosomal storage disease (A biologia celular da doença de armazenamento lisossómico). Nat Rev Mol Cell Biol 2004; 5 : 554-65. [Google Scholar]

2. Raas-Rothschild A, Pankova-Kholmyansky I, Kacher Y, Futerman AH. Glicosfingolipidoses: para além do defeito enzimático. Glycoconj J 2004; 21: 295-304.

3. Deegan PB, Baehner AF, Barba Romero MA, Hughes DA, Kampmann C, Beck M; European FOS Investigators. Natural history of Fabry disease in females in the Fabry Outcome Survey (História natural da doença de Fabry em mulheres no Fabry Outcome Survey). J Med Genet. 2006 Apr;43(4):347-52. doi: 10.1136/jmg.2005.036327. Epub 2005 Oct 14. Citação no PubMed ou Artigo gratuito no PubMed Central

4. Desnick RJ, Brady R, Barranger J, Collins AJ, Germain DP, Goldman M, Grabowski G, Packman S, Wilcox WR. Fabry disease, an under-recognized multisystemic disorder: expert recommendations for diagnosis, management, and enzyme replacement therapy. Ann Intern Med. 2003 Feb 18;138(4):338-46. doi: 10.7326/0003-4819-138-4-200302180-00014. Citação no PubMed

5. Eng CM, Germain DP, Banikazemi M, Warnock DG, Wanner C, Hopkin RJ, Bultas J, Lee P, Sims K, Brodie SE, Pastores GM, Strotmann JM, Wilcox WR. Fabry disease: guidelines for the evaluation and management of multi-organ system involvement. Genet Med. 2006 Sep;8(9):539-48. doi: 10.1097/01.gim.0000237866.70357.c6. Citação no PubMed

6. Feldt-Rasmussen U, Rasmussen AK, Mersebach H, Rosenberg KM, Hasholt L, Sorensen SA. Doença de Fabry - uma doença metabólica com um desafio para os endocrinologistas? Horm Res. 2002;58(6):259-65. doi: 10.1159/000066443. Citação no PubMed

7. Hauser AC, Lorenz M, Sunder-Plassmann G. The expanding clinical spectrum of Anderson-Fabry disease: a challenge to diagnosis in the novel era of enzyme replacement therapy. J Intern Med. 2004 Jun;255(6):629-36. doi: 10.1111/j.1365-2796.2004.01300.x. Citation on PubMed

8. Mehta A, Hughes DA. Fabry Disease. 2002 Aug 5 [updated 2023 Mar 9]. Em:

Adam MP, Feldman J, Mirzaa GM, Pagon RA, Wallace SE, Bean LJH, Gripp KW, Amemiya A, editores. GeneReviews(R) [Internet]. Seattle (WA): Universidade de Washington, Seattle; 1993-2023. Disponível em http://www.ncbi.nlm.nih.gov/books/NBK1292/ Citation on PubMed

9. Spada M, Pagliardini S, Yasuda M, Tukel T, Thiagarajan G, Sakuraba H, Ponzone A, Desnick RJ. High incidence of later-onset fabry disease revealed by newborn screening. Am J Hum Genet. 2006 Jul;79(1):31-40. doi: 10.1086/504601. Epub 2006 Apr 28. Citação no PubMed ou Artigo gratuito no PubMed Central

10. Wang RY, Lelis A, Mirocha J, Wilcox WR. As mulheres com Fabry heterozigótico não são apenas portadoras, mas têm um peso significativo da doença e uma qualidade de vida afetada. Genet Med. 2007 Jan;9(1):34-45. doi: 10.1097/gim.0b013e31802d8321. Citação no PubMed

11. M.H. Branton, R. Schiffmann, S.G. Sabnis, et al.

12. História natural da doença renal de Fabry: influência da atividade da alfa-galactosidase A e da mutação genética na evolução clínica. Medicine (Baltimore), 81 (2002),pp. 122

13. G. Houge, A.J. Skarbovik.Fabry disease a diagnostic and therapeutic challenge.Tidsskr Nor Laegefore, 125 (2005), pp. 1004

14. M. Spada, S. Pagliardini, M. Yasuda, et al.High incidence of later-onset fabry disease revealed by newborn screening.Am J Hum Genet, 79 (2006), pp. 31

15. W.L. Hwu, Y.H. Chien, N.C. Lee, et al.O rastreio neonatal da doença de Fabry em Taiwan revela uma elevada incidência da mutação c.936- 919 do gene GLA de início tardio.Hum Mutat, 30 (2009), pp

16. A. Mehta, M. Beck, F. Eyskens, et al.Fabry disease: a review of current management strategies.QJM, 103 (2010), pp. 641

17. S. Waldek, S. Feriozzi.Fabry nephropathy: a review-how can we optimize the management of Fabry nephropathy?BMC Nephrol, 15 (2014), pp. 72

18. Desnick RJ, Brady R, Barranger J et al. Fabry disease, an under-recognized multisystemic disorder: expert recommendations for diagnosis, management, and enzyme replacement therapy. Ann Intern Med 2003; 138: 338-346.

19. Thadhani R, Wolf M, West ML et al. Pacientes com doença de Fabry em diálise nos Estados Unidos. Kidney Int 2002; 61: 249-255. 3. Meikle PJ, Hopwood JJ, Clague AE et al. Prevalence of lysosomal storage disorders (Prevalência de doenças

de armazenamento lisossómico). JAMA 1999; 281: 249-254.

20. Deegan PB, Baehner AF, Barba Romero MA et al. História natural da doença de Fabry em mulheres no Fabry Outcome Survey. J Med Genet 2006; 43: 347- 352.

21. Wang RY, Lelis A, Mirocha J et al. As mulheres Fabry heterozigóticas não são apenas portadoras, mas têm um peso significativo da doença e uma qualidade de vida afetada. Genet Med 2007; 9: 34-45.

22. Berg K. A inativação de um dos cromossomas X no sexo feminino é um fenómeno biológico de importância clínica. Ata Med Scand 1979; 206: 1-3.

23. Dobrovolny R, Dvorakova L, Ledvinova J et al. Relação entre a inativação do X e o envolvimento clínico em heterozigotos Fabry. Onze novas mutações no gene da alfa-galactosidase A na população checa e eslovaca. J Mol Med 2005; 83: 647-654.

24. Wilcox WR, Oliveira JP, Hopkin RJ et al. As mulheres com doença de Fabry têm frequentemente envolvimento de órgãos importantes: lições do Registo Fabry. Mol Genet Metab 2008; 93: 112-128.

25. Ortiz A, Oliveira JP, Waldek S et al. Nefropatia em homens e mulheres com doença de Fabry: descrição transversal de pacientes antes do tratamento com terapia de reposição enzimática. Nephrol Dial Transplant 2008; 23: 1600-1607

26. Desnik RJ, Ioannou YA, Eng MC. Deficiência de a-galactose A: Doença de Fabry. In: Scriver CR, Beaudet AL, Shy WS, Valle D, editores. The metabolic and molecular bases of Inherited diseases (As bases metabólicas e moleculares das doenças hereditárias). 8th ed. McGraw Hill Book; 2001. McGraw Hill Book; 2001. pp. 3733-74. chapter 150 [Google Scholar].

27. Amin SS, Jahseen M, Ahamed Z, Zaheer MS, Perwin N. Angioqueratoma corporis diffusum (doença de Fabry) JIACM. 2004;5:79-82. [Google Scholar].

28. Rahman P, Gladman DD, Wither J, Silver MD. Coexistência da doença de Fabry e do lúpus eritematoso sistémico. Clin Exp Rheumatol. 1998;16:475- 8. [PubMed] [Google Scholar]

29. Paira SO, Roverano S, Iribas JL, Barceló HA. Manifestações articulares da doença de Fabry. Clin Rheumatol. 1992;11:562-5. [PubMed] [Google Scholar]

30. Martinez P, Aggio M, Rozenfeld P. High incidence of autoantibodies in Fabry disease patients. J Inherit Metab Dis. 2007;30:365-9. [PubMed] [Google Scholar]

31. Rosenmann E, Kobrin I, Cohen T. Kidney involvement in systemic lupus erythematosus and Fabry's disease (Envolvimento renal no lúpus eritematoso

sistémico e na doença de Fabry). Nephron. 1983;34:180-.

4. [PubMed] [Google Scholar]

32. Arias Martínez N, Barbado Hernández FJ, Pérez Martí;n G, Pérez de Ayala C, Casal Esteban V, Vázquez Rodrí;guez JJ. Doença de Fabry associada a artrite reumatoide. Cruzamentos multissistémicos. An Med Interna. 2003:20, 28-

30. [PubMed] [Google Scholar]

33. Lacomis D, Roeske-Anderson L, Mathie L. Neuropatia e doença de Fabry. Muscle Nerve. 2005;31:102-7. [PubMed] [Google Scholar]

34. Schiffmann R. Neuropatia e doença de Fabry: Patogénese e terapia de substituição enzimática. Ata Neurol (Belq) 2006;160:61-5. [PubMed] [Google Scholar]

35. 12. Eng CM, Guffon N, Wilcox WR, Germain DP, Lee P, Waldek S, et al. Safety and efficacy of recombinant human alpha-galactosidase A replacement therapy in Fabrys disease. N Engl J Med. 2001;345:9-16. [PubMed] [Google Scholar]

36. Beutler E. Gaucher disease: multiple lessons from a single gene disorder. Ata Paediatr Suppl. 2006 Apr;95(451):103-9. doi: 10.1080/08035320600619039. Citação no PubMed

37. Chabas A, Cormand B, Grinberg D, Burguera JM, Balcells S, Merino JL, Mate I, Sobrino JA, Gonzalez-Duarte R, Vilageliu L. Expressão invulgar da doença de Gaucher: calcificações cardiovasculares em três irmãos homozigóticos para a mutação D409H. J Med Genet. 1995 Sep;32(9):740-2. doi: 10.1136/jmg.32.9.740. Citação no PubMed ou Artigo gratuito no PubMed Central

38. Eblan MJ, Goker-Alpan O, Sidransky E. Perinatal lethal Gaucher disease: a distinct phenotype along the neuronopathic continuum (Doença de Gaucher letal perinatal: um fenótipo distinto ao longo do continuum neuronopático). Fetal Pediatr Pathol. 2005 Jul-Out;24(4-5):205-22. doi: 10.1080/15227950500405296. Citação no PubMed

39. George R, McMahon J, Lytle B, Clark B, Lichtin A. Calcificação grave da valva e do arco aórtico num doente com doença de Gaucher homozigótico para a mutação D409H. Clin Genet. 2001 May;59(5):360-3. doi: 10.1034/j.1399-0004.2001.590511.x. Citation on PubMed

40. Grabowski GA, Andria G, Baldellou A, Campbell PE, Charrow J, Cohen IJ, Harris CM, Kaplan P, Mengel E, Pocovi M, Vellodi A. Doença de Gaucher não neuronopática pediátrica: apresentação, diagnóstico e avaliação. Declarações de

consenso. Eur J Pediatr. 2004 Feb;163(2):58-66. doi: 10.1007/s00431-003-1362-0. Epub 2003 Dec 16. Citação no PubMed

41. Kurolap A, Del Toro M, Spiegel R, Gutstein A, Shafir G, Cohen IJ, Barrabes JA, Feldman HB. Doença de Gaucher tipo 3c: Novos doentes com apresentações únicas e revisão da literatura. Mol Genet Metab. 2019 Jun; 127 (2): 138-146. doi: 10.1016 / j.ymgme.2019.05.011. Epub 2019 maio 21. Citação no PubMed

42. Groener J, Maaswinkel-Mooy P, Smit V, van der Hoeven M, Bakker J, Campos Y, d'Azzo A. Novas mutações em dois doentes holandeses com galactosialidose infantil precoce. Mol Genet Metab. 2003 Mar;78(3):222-8. doi: 10.1016/s1096-7192(03)00005-2. Citação no PubMed

43. Malvagia S, Morrone A, Caciotti A, Bardelli T, d'Azzo A, Ancora G, Zammarchi E, Donati MA. Novas mutações no gene PPBG levam à perda da proteína PPCA que afecta o nível do complexo beta-galactosidase/neuraminidase e o recetor EBP. Mol Genet Metab. 2004 May;82(1):48-55. doi: 10.1016/j.ymgme.2004.02.007. Citação no PubMed

44. Matsumoto N, Gondo K, Kukita J, Higaki K, Paragison RC, Nanba E. Um caso de galactosialidose com uma mutação pontual Q49R em homozigotia. Brain Dev. 2008 Oct;30(9):595-8. doi: 10.1016/j.braindev.2008.01.012. Epub 2008 Abr 18. Citação no PubMed

45. Nobeyama Y, Honda M, Niimura M. Um caso de galactosialidose. Br J Dermatol. 2003 Aug;149(2):405-9. doi: 10.1046/j.1365-2133.2003.05488.x. Citação em PubMed

46. Funke H, von Eckardstein A, Pritchard PH, Albers JJ, Kastelein JJ, Droste C. et al. Um defeito molecular que causa a doença do olho de peixe: uma troca de aminoácidos na lecitina-colesterol aciltransferase (LCAT) leva à perda selectiva da atividade da alfa-LCAT. Proc Natl Acad Sci U S A. 1991;88(11):4855-9. [PMC free article] [PubMed] [Google Scholar]

47. Klein HG, Lohse P, Pritchard PH, Bojanovski D, Schmidt H, Brewer HB Jr. Duas mutações alélicas diferentes no gene da lecitina-colesterol aciltransferase associadas à síndrome do olho de peixe Lecitina-colesterol aciltransferase (Thr123----Ile) e lecitina-colesterol aciltransferase (Thr347----Met) J Clin Invest. 1992;89(2):499-506. [PMC free article] [PubMed] [Google Scholar]

48. Gigante M, Ranieri E, Cerullo G, Calabresi L, Iolascon A, Assmann G. et al.

Deficiência de LCAT: caraterização molecular e fenotípica de uma família italiana. J Nephrol. 2006;19(3):375-81. [PubMed] [Google Scholar]

49. Seidel D, Alaupovic P, Furman RH. Uma lipoproteína que caracteriza a iterícia obstrutiva I Método para a separação quantitativa e identificação de lipoproteínas em indivíduos com iterícia. J Clin Invest. 1969;48(7):1211-23. [PMC free article] [PubMed] [Google Scholar]

50. Chen C, Applegate K, King WC, Glomset JA, Norum KR, Gjone E. Um estudo das pequenas lipoproteínas esféricas de alta densidade de pacientes afectados por lecitina familiar: deficiência de colesterol aciltransferase. J Lipid Res. 1984;25(3):269-82. [PubMed] [Google Scholar]

51. Borysiewicz LK, Soutar AK, Evans DJ, Thompson GR, Rees AJ. Insuficiência renal na deficiência familiar de lecitina: colesterol aciltransferase. Q J Med. 1982;51(204):411-26. [PubMed] [Google Scholar]

52. Ohta Y, Yamamoto S, Tsuchida H, Murano S, Saitoh Y, Tohjo S. et al. Nefropatia de deficiência familiar de lecitina-colesterol aciltransferase: relato de um caso. Am J Kidney Dis. 1986;7(1):41-6. [PubMed] [Google Scholar]

53. Holleboom AG, Kuivenhoven JA, van Olden CC, Peter J, Schimmel AW, Levels JH. et al. Proteinúria na primeira infância devido a deficiência familiar de LCAT causada pela perda de uma ligação dissulfureto na lecitina:colesterol acil transferase. Atherosclerosis. 2011;216(1):161-5. [PubMed] [Google Scholar]

54. Jahanzad I, Amoueian S, Attaranzadeh A. Familial lecithin-cholesterol acyltransferasedeficiency. ArchIranMed. 2009;12(2):179-81. [PubMed] [Google Scholar]

55. Aranda P, Valdivielso P, Pisciotta L, Garcia I, Garca AAC, Bertolini S. et al. Gestão terapêutica de um novo caso de deficiência de LCAT com uma abordagem multifatorial a longo prazo baseada em doses elevadas de bloqueadores dos receptores da angiotensina II (BRA) Clin Nephrol. 2008;69(3):213-8. [PubMed] [Google Scholar]

56. Miarka P, Idzior-Walus B, Kuzniewski M, Walus-Miarka M, Klupa T, Sulowicz W. Tratamento com corticosteróides da doença renal num doente com deficiência familiar de lecitina-colesterol aciltransferase. Clin Exp Nephrol. 2011;15(3):424-9. [PubMed] [Google Scholar]

57. Panescu V, Grignon Y, Hestin D, Rostoker G, Frimat L, Renoult E. et al. Recorrência da deficiência de lecitina colesterol aciltransferase após transplante renal. NephrolDialTransplant. 1997;12(11):2430-
2. [PubMed] [Google Scholar]

58. Asada S, Kuroda M, Aoyagi Y, Fukaya Y, Tanaka S, Konno S. et al. Os adipócitos proliferativos derivados de cultura de teto mantêm um elevado potencial adipogénico adequado para adipócitos. para utilização como veículo para a terapia de transdução de genes. Am J Physiol Cell physiol. 2011;301(1):C181-5. [PubMed] [Google Scholar]

59. Bomback AS, Song H, D'Agati VD, Cohen SD, Neal A, Appel GB, Rovin BHA nova mutação da apolipoproteína E, apoE Las Vegas, num europeu-americano com glomerulopatia lipoprotéica.Nephrol Dial Transplant. 2010 Oct;25(10):3442-6. doi: 10.1093/ndt/gfq389. Epub 2010 Jul 11.PMID: 20624773

60. Saito T, Matsunaga A, Oikawa SImpacto da glomerulopatia lipoprotéica na relação entre lípidos e doenças renais.Am J Kidney Dis. 2006 Feb;47(2):199-211. doi: 10.1053/j.ajkd.2005.10.017.PMID: 16431249 Review.

61. Zhang B, Liu ZH, Zeng CH, Zheng JM, Chen HP, Zhou H, Li LS. Nível plasmático e variação genética da apolipoproteína E em pacientes com glomerulopatia lipoprotéica.Chin Med J (Engl). 2005 Apr 5;118(7):555-60.PMID: 15820086

62. Cheung CY, Chan AO, Chan YH, Lee KC, Chan GP, Lau GT, Shek CC, Chau KF, Li CS. Uma causa rara de síndrome nefrótica: glomerulopatia lipoprotéica.Hong Kong Med J. 2009 Feb;15(1):57-60.PMID: 19197098

63. Diamond JR. Hiperlipidemia da nefrose: papel fisiopatológico na doença glomerular progressiva.Am J Med. 1989 Nov;87(5N):25N- 29N.PMID: 2486541 Revisão.

64. Ting JA, McRae SA, Schwartz D, Barbour SJ, Riazy MLipoprotein Glomerulopathy, primeiro relato de caso do Canadá.Int J Nephrol Renovasc Dis. 2022 Jun 21;15:207-214. doi: 10.2147/IJNRD.S364890. eCollection 2022.PMID: 35761986 **Artigo PMC gratuito.**

65. Uma revisão actualizada e meta-análise da glomerulopatia lipoproteica. Li MS, Li Y, Liu Y, Zhou XJ, Zhang H.Front Med (Lausanne). 2022 May 6;9:905007. doi: 10.3389/fmed.2022.905007. eCollection 2022.PMID: 35602473

66. Kalatzis V, Antignac C. Cystinosis: from gene to disease (Cistinose: do gene à

doença). Nephrol Dial Transplant. 2002;17(11):1883-1886. [PubMed] [Google Scholar]

67. 2. Soliman NA, Elmonem MA, van den Heuvel L, et al. Espectro mutacional do gene CTNS em pacientes egípcios com cistinose nefropática. JIMD Rep. 2014;14:87-97. [Artigo PMC gratuito] [PubMed] [Google Scholar]

68. 3. Ivanova E, De Leo MG, De Matteis MA, Levtchenko E. Cistinose: apresentação clínica, patogénese e tratamento. Pediatr Endocrinol Rev. 2014;12(1):176-84. [PubMed] [Google Scholar]

69. 4. Soliman AN, El-Baroudy R, Rizk A, et al. Cistinose nefropática em crianças: uma doença negligenciada. Saudi J Kidney Dis Transpl. 2009;20(3):436-42. [PubMed] [Google Scholar]

70. 5. Pache de Faria Guimaraes L, Seguro AC, Shimizu MH, et al. A N-acetilcisteína está associada à melhora da função renal em pacientes com nefropatocistinose. PediatrNephrol. 2014;29(6):1097-102. [PubMed] [Google Scholar]

71. 6. Al Haggar M. Cystinosis as a lysosomal storage disease with multiple mutant alleles: phenotypic-genotypic correlations. World J Nephrol. 2013;2(4):94-102. [Artigo PMC gratuito] [PubMed] [Google Scholar]

72. 7 Gultekingil Keser A, Topaloglu R, Bilginer Y, Besbas N. Complicações endocrinológicas a longo prazo da cistinose. Minerva Pediatr. 2014;66(2):123-30. [PubMed] [Google Scholar]

73. 8. Emma F, Nesterova G, Langman C, et al. Nephropathic cystinosis: an international consensus document. Nephrol Dial Transplant. 2014;29(4):87-94. [Artigo PMC gratuito] [PubMed] [Google Scholar]

74. 9 Galina Nesterova, William Gahl A. Cistinose: a evolução de uma doença tratável. PediatrNephrol.2013;28(1):51-59. [Artigo CMC gratuito] [PubMed] [Google Scholar]

75. 10. Nesterova G, Gahl W. Cistinose nefropática: complicações tardias de uma doença multissistémica Pediatr Nephrol.2008;23(6):863- 878. [PubMed] [Google Scholar]

76. 11. Cherqui S. Cysteamine therapy: a treatment for cystinosis, not a cure. Kidney Int. 2012;81(2):127-129. [Artigo PMC gratuito] [PubMed] [Google Scholar]

77. 12. Ariceta G, Lara E, Camacho JA, et al. Cysteamine (Cystagon®) adherence in patients with cystinosis in Spain: successful in children and a challenge in adolescents and adults. Nephrol Dial Transplant. 2015;30(3):475-80 [Artigo PMC gratuito] [PubMed] [Google Scholar]

78. 13. Gahl WA, Balog JZ, Kleta R. Nephropathic cystinosis in adults: natural history and effects of oral cysteamine therapy. Ann Intern Med. 2007;147(4):242-50 [PubMed] [Google Scholar].

79. 14. Brodin-Sartorius A, Tête M-J, Niaudet P, et al. A terapia com cisteamina atrasa a progressão da cistinose nefropática em adolescentes e adultos tardios. Kidney Int. 2012;81(2):179-189. [PubMed] [Google Scholar]

80. 15. Bertholet-Thomas A, Bacchetta J, Tasic V, et al. Nephropathic Cystinosis - A Gap between Developing and Developed Nations. N Engl J Med. 2014;370(14):1366-7. [PubMed] [Google Scholar]

81. 16. Spicer RA, Clayton PA, McTaggart SJ, Zhang GY, Alexander SI. Patient and graft survival following kidney transplantation in recipients with cystinosis: a cohort study. Am J Kidney Dis. 2015;65(1):172-3. [PubMed] [Google Scholar]

82.. Brodehl J, Hagge W, Gellisen K. Alterações na função renal na cistinose. I. Inulina, PAH e depuração de electrólitos em várias fases da doença. Ann Paediatr. 1965;205:131-54.

83. Baum M. The fanconi syndrome of cystinosis: insights into the pathophysiology. Pediatr Nephrol. 1998;12:492-7. 25.

84. Roth KS, Foreman JW, Segal S. The Fanconi syndrome and mechanisms of tubular transport dysfunction (A síndrome de Fanconi e os mecanismos de disfunção do transporte tubular). Kidney Int. 1981;20:705-16. 26.

85. Gaide Chevronnay HP, Janssens V, Van Der Smissen P, N'Kuli F, Nevo N, Guiot Y, Levtchenko E, Marbaix E, Pierreux CE, Cherqui S, Antignac C, Courtoy PJ. Time course of pathogenic and adaptation mechanisms in cystinotic mouse kidneys. J Am Soc Nephrol. 2014;25:1256-69. 27.

86. Wilmer MJ, Schoeber JP, van den Heuvel LP, Levtchenko EN. Cistinose: ferramentas práticas para diagnóstico e tratamento. Pediatr Nephrol. 2011;26:205-15. 28.

87. O'Regan S, Mongeau JG, Robitaille P. Um doente com cistinose que apresenta as caraterísticas da síndrome de Bartter. Ata Paediatr Belg. 1980;33:51-2. 29.

88. Ozkan B, Cayir A, Kosan C, Alp H. Cistinose com achados de síndrome de

Barter. J Clin Res Pediatr Endocrinol. 2011;3:101-4. 30.

89. Gahl WA, Reed GF, Thoene JG, Schulman JD, Rizzo WB, Jonas AJ. Cysteamine therapy for children with nephropathic cystinosis (Terapia com cisteamina para crianças com cistinose nefropática). N Engl J Med. 1987;316:971-7. 31.

90. Asplin JR. Nefrolitíase hiperoxalúrica de cálcio. Endocrinol Metab Clin North Am. 2002;31:927-949. [PubMed] [Google Scholar]

91. Milliner DS. As hiperoxalúrias primárias: um algoritmo para o diagnóstico. Am J Nephrol. 2005;25:154-160 [PubMed] [Google Scholar]

92. Robijn S, Hoppe B, Vervaet BA, D'Haese PC, Verhulst A. Hiperoxalúria: um eixo intestino-rim? Kidney Int. 2011;80:1146-1158. [PubMed] [Google Scholar]

93. Arena R, Cahalin LP. Avaliação da aptidão cardiorrespiratória e da função muscular respiratória na população obesa. Prog Cardiovasc Dis. 2014;56:457-464. [PubMed] [Google Scholar]

94. Hoppe B, Langman CB. Um inquérito nos Estados Unidos sobre o diagnóstico, tratamento e resultados da hiperoxalúria primária. Pediatr Nephrol. 2003;18:986- 991 [PubMed] [Google Scholar]

95. Spasovski G, Beck BB, Blau N, Hoppe B, Tasic V. Diagnóstico tardio de hiperoxalúria primária após transplante renal falhado. Int Urol Nephrol. 2010;42:825-829. [PubMed] [Google Scholar]

96. Lorenzo V, Torres A, Salido E. Hiperoxalúria primária. Nefrologia. 2014;34:398-412. [PubMed] [Google Scholar]

97. Ligação YH. Juicing is not all juicy. Am J Med. 2013;126:755- 756 [PubMed] [Google Scholar]

98. 9. Getting JE, Gregoire JR, Phul A, Kasten MJ. Oxalate nephropathy due to 'juicing': case report and review. Am J Med. 2013;126:768- 772 [PubMed] [Google Scholar]

99. Holmes RP, Goodman HO, Assimos DG. Contribuição do oxalato dietético para a excreção urinária de oxalato. Kidney Int. 2001;59:270-276. [PubMed] [Google Scholar]

100. Farinelli MP, Richardson KE. Oxalate synthesis from [14C1]glycollate and [14C1]glyoxylate in the hepatectomized rat. Biochim Biophys Ata. 1983;757:8-14. [PubMed] [Google Scholar]

101. Burchell A. Glycogen storage diseases and the liver (Doenças de

armazenamento de glicogénio e fígado). Baillieres Clin Gas- troenterol. 1998;12(2):337–54. https://doi.org/10.1016/s0950-3528(98) 90138-5.

102. Chen YT, et al. Doença renal na doença de depósito de glicogénio de tipo I. N Engl J Med. 1988;318(1):7-11.https://doi.org/10.1056/nejm198801073180102.

103. Lei KJ, et al. Mutações no gene da glucose-6-fosfatase que causam a doença de armazenamento de glicogénio tipo 1a. Science. 1993;262(5133):580–3. https://doi.org/10.1126/science.8211187.

104. Kishnani PS, et al. Diagnosis and management of glycogen storage disease type I: a practice guideline of the American College of Medical Genetics and Genomics. Genet Med. 2014;16(11): e1. https://doi.org/10. 1038/gim.2014.128.

105. Rajas F, et al. Lessons from new mouse models of glycogen storage disease type 1a in relation to the time course and organ specifcity of the disease. J Inherit Metab Dis. 2015;38(3):521-7. https://doi.org/10.1007/ s10545-014-9761-0.

106. Wolfsdorf JI, Lafel LM, Crigler JF Jr. Metabolic control and renal dysfunction in type I glycogen storage disease (Controlo metabólico e disfunção renal na doença de armazenamento de glicogénio de tipo I). J Inherit Metab Dis. 1997;20(4):559-68. https://doi.org/10.1023/a:1005346824368.

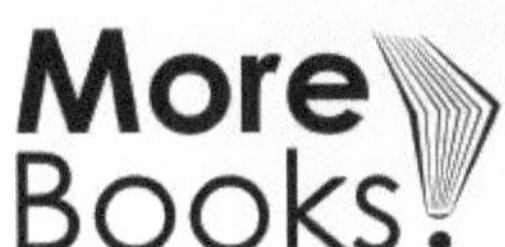

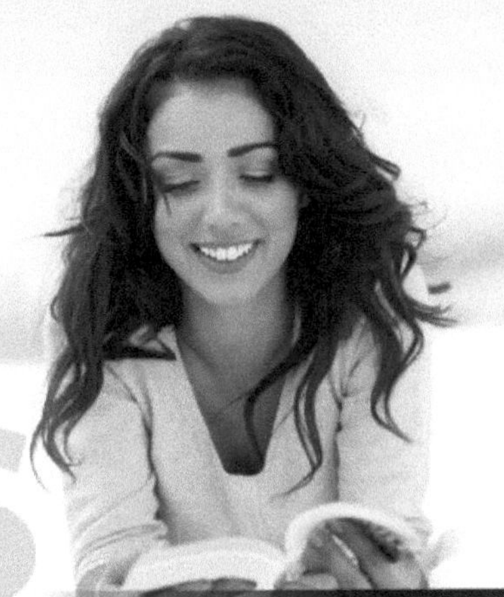

Buy your books fast and straightforward online - at one of world's fastest growing online book stores! Environmentally sound due to Print-on-Demand technologies.

Buy your books online at
www.morebooks.shop

Compre os seus livros mais rápido e diretamente na internet, em uma das livrarias on-line com o maior crescimento no mundo! Produção que protege o meio ambiente através das tecnologias de impressão sob demanda.

Compre os seus livros on-line em
www.morebooks.shop

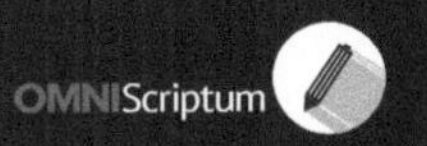

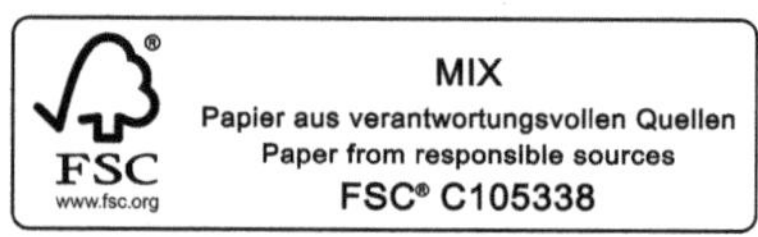

Printed by Books on Demand GmbH, Norderstedt / Germany